깨끗한 폐는 생명이요 면역력이며
난치병 치료의 희망입니다.

이 기쁜 소식을 소중한 이에게 전하십시오.

님께

드림

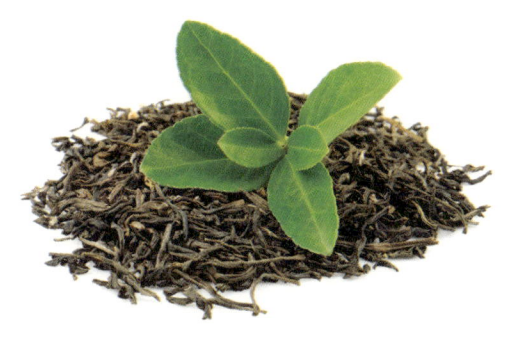

편강 100세 길을 찾다

| 작가의 말 |

편강 100세 탐험대

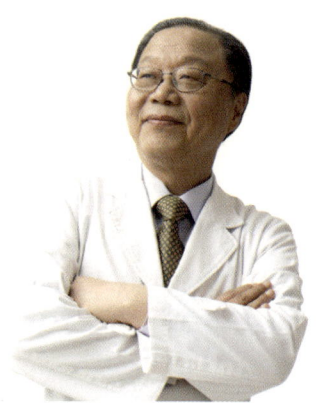

    은행나무와 세균의 공통점은 무엇일까? 오래 산다는 것이다. 은행나무는 2000년도 산다고 하고, 세균은 알맞은 조건이 갖춰지면 무한분열이 가능해 노화 없이 살 수 있다고 하니 이 또한 불로불사不老不死의 한 방법이다. 인간은 어떠한가. 그토록 불로초를 찾아 헤매던 진시황조차 나이 오십에 객사客死를 면치 못했으니 불로장생은 자연의 순리를 거스르는 부질없는 욕망인지도 모른다.

    영생불사는 아닐지라도 인간의 수명도 100세를 향해 달리고 있다. 세계보건기구WHO가 발표한 세계 보건 통계 보고서에 따르면 2020년에는 한국인의 평균 기대수명이 아흔을 넘어설 것으로 보인다. 머지않아 우리나라에서도 100세인들이 한가롭게 앉아 장기 두는 모습을 어렵잖게 찾아볼 수 있을 거란 이야기다.

    하지만 시리고, 저리고, 아픈 100세라면 아무리 오래 산다한들 무슨 소용이 있을까. 보도에 따르면 서른 이상 성인남녀 1000명을 대상으로 설문 조사한 결과 아흔이나 100살 이상 사는 것을 축복으로 여기지 않는다는 응답자가 43.3%에 이르렀다. 그만큼 주변에 건강하게 오래 사는 사람이 흔하지 않다는 방증이 아닐까. 실제로 황혼기의 후반 10% 정도는 병이나 부상, 정서 불안, 우울증, 경제적 궁핍 등과 싸우며 산다는 통계도 있다.

생물학자들은 동물 대부분이 성장 기간의 6배 정도 산다는 점에 착안해 인간도 20살까지 성장한다고 볼 때 120세 언저리를 수명의 한계로 본다. 실제로 기네스북에 등재된 가장 오래 산 사람의 나이도 122세다. 그 주인공인 프랑스 잔 칼망 Jeanne Calment 할머니는 1875년 알레에서 조선소를 운영하는 집안의 딸로 태어나 100세까지 자전거를 탔고, 119세까지 담배를 피울 정도로 건강했다고 한다.

잔 칼망 할머니처럼 건강 수명을 늘리기 위한 첫걸음으로 편강한의원은 획기적인 프로젝트를 준비하고 있다. 90세 이상 남자 15명, 여자 18명 총 33명의 노인을 선발해 '편강 100세 탐험대'를 결성한다. 면역력을 높이는 섭생, 취미, 운동 등 생활 전반을 건강하게 가꿀 수 있도록 도와 지방 자치 단체의 협조를 얻어 '편강 100세 동棟'을 건립한 뒤 33인 모두 팔팔한 100세를 맞이하게 하는 것이다. 1만 명 중 한 명도 어렵다는 100세 생존 확률을 1만 명 중 2명으로만 높여도 세계 초유의 기록이 될 것이다.

편강 100세는 일종의 종합 예술이다. 고려와 조선의 왕들이 평균 수명 쉰을 넘지 못한 만큼 질병을 예방하고 고쳐내 인생을 두 번 살게 하는 것이 편강의학의 지향점이다. 방법은 의외로 간단하다. 인류가 가장 자주 걸리는 감기와 가장 큰 질병인 암, 중풍, 심혈관 질환을 막을 수 있는 고급 면역력을 길러 중간사와 돌연사, 노사老死를 예방하는 것이다.

만병의 근원인 감기가 쇠면 폐렴, 비염, 천식, 중이염, 결막염, 만성 폐쇄성 폐질환 등을 유발한다. 특히 면역력이 저하된 노인들이 폐렴에 걸리면 여러 합병증으로 전이되는 경우가 많다.

감기를 예방하는 것 못지않게 중요한 것이 사망 원인 1, 2, 3위인 암, 뇌혈관 질환, 심장 질환 같은 큰 병을 막는 것이다. 오염된 환경이나 스트레스, 불규칙한 식습관 때문에 약해지거나 병든 폐를 맑게 정화해 폐포 곳곳에 쌓인 열을 내림으로써 우리 몸을 지키는 가장 중요한 수비대인 편도선을 튼튼하게 하는 것이 큰 병과 감기를 막아 무병장수의 길로 들어서는 근본 치료법이다. 편도선이 튼튼해지면 면역 식별력이 탁월해져 온갖 세균들로부터 우리 몸을 보호할 수 있다.

인류의 골칫거리인 감기를 예방할 수 있는 고급 면역력이라면 정상인에게도 하루에 400~5,000개씩 나타나는 비정상 세포를 너끈히 물리쳐 암처럼 큰 병으로 전이되는 것을 막을 수 있다.

각종 폐 질환 환자들뿐만 아니라 우리나라 최고의 폐를 가진 국가대표급 수영선수들에게 이처럼 폐 기능 강화를 통한 면역 요법을 시행한 결과 심폐 기능이 15% 정도 좋아짐은 물론 기록도 크게 향상되었다. 양방에서 더 이상 나빠지지 않는 것이 최선이라 말하는 폐기종 1만 명, 기관지 확장증 1만 2천 명, 폐섬유화 1만 명의 환자가 폐 세포가 재생되어 놀랍게 호전되었다. 세계적인 난치성 알레르기 질환으로 악명 높은 비염 5만 명, 아토피 4만 명, 천식 3만 3천 명의 환자가 같은 치료 원리로 알레르기 체질이 정상 체질로 바뀌면서 완치의 기쁨을 맛보았다.

건강 100세 시대를 열 획기적인 방법으로 필자는 40여 년에 걸친 연구와 수십만 건의 임상 경험을 응축해 개발한 폐 기능 강화요법과 편강탕을 자신 있게 제시한다.

면역력과 자연 치유력에 눈뜨는 과정을 이야기 한방으로 풀어쓴 이 책의 치료 원리는 세계로 뻗어 가는 편강한의원의 역사이자 100세 건강시대의 의미 있는 노정路程으로 기록될 것이다.

편강한의원 대표원장 서 효 석

| 추천사 |

몸과 마음이
편강해지는 이야기

　서효석 원장과는 30여 년 바둑 친구이다. 필자가 보건사회부지금의 보건복지부 사무관 시절 바둑 대회에서 한의사회를 대표한 그를 만났다. 침착하고 중후한 운석運石의 기풍이 마음에 들었다. 지금까지도 자주 만나 수담手談을 나눈다. 둘 다 신중하고 승부의식이 강해 한 판의 바둑을 두다 보면 어느새 날이 저문다. 자연스럽게 저녁 식사도 함께 한다.

　구수하고 맛있는 서 원장의 말에 넋을 잃다 보면 집에 갈 길이 바쁜 적이 한두 번이 아니다. 그의 편강탕扁康湯에 대한 열정은 대단하다. 연구·개발 배경과 복용한 환자들의 반응과 예후 등 끝없이 전개되는 그의 이야기를 듣노라면 한의사라기보다 타고난 이야기꾼이 아닌가 싶다. 혼자 듣기 아까워 책을 써 보라고 권하곤 하였다. 필자는 자서전을 쓰는 사람을 아주 부러워한다. 평범한 사람도 인생 역정을 진솔하게 써 놓으면 재미있을 뿐만 아니라 많은 교훈을 얻을 수 있다. 나도 쓰고는 싶지만 재주가 없어 엄두를 내지 못하고 있다.

　얼마 전 서효석 원장의 원고를 건네받았다. '편강 100세 길을 찾다'라는 원고 제목이 마음에 들었다. 요즘 또래 사람들을 만나면 100세 장수시대 이야기가 자연스럽게 펼쳐진다. 오래 사는 것이 축복인가, 재앙인가를 놓고 격렬한 논쟁을 벌인다. 결론은 100세까지 사는 것은 좋으나 건강하지 않으면 곤란하다는 것이다. 저자는 이 책에서 100세 건강의 내비게이션이 되겠다고 하였으니 그 내용이 더 궁금했다.

원고를 여니 그간 들은 이야기인데도 흥미진진하였다. "하늘이 지어낸 대로 산다는 것은 간단하오. 그저 맑은 공기와 깨끗한 물, 그리고 남을 돕는 마음을 지니고 살면 되는 것이오"라는 무릉도원武陵桃源사람의 이야기. 그가 꾸며낸 이야기라고 하지만 맞는 말이다. 하늘의 뜻에 따라, 환경오염이 없는 곳에서, 편안한 마음으로 산다면 심신心身이 건강해질 터이다. '네 눈에 보이는 것이 다 네 땅이다', '물소리가 들리는 그림 이야기', '나무꾼의 세가지 소원'이 책의 흥미를 더해 준다.

서 원장의 40여 년 연구정진의 열매인 편강탕과 필자가 인연을 맺은 것은 10여 년 전으로 거슬러 올라간다. 필자는 집사람과 2003년 가을부터 고아원에서 봉사활동을 한 일이 있다. 부모의 품을 그리워하는 아기들을 안아 주고 함께 놀아 주었다. 그중에 정동영이라는 아기가 있었다. 동영이가 네 살 때인 2005년 어느 날이었다. 팔과 다리를 벅벅 긁는 것이 여간 괴로워하는 게 아니었다. 팔과 다리가 접히는 곳에 도톨도톨한 작은 돌기가 나고 긁은 곳은 벌겋게 되었다. 상처가 날까 두려워 손을 대지 못하게 하여도 소용이 없었다. 연고를 바르기는 하나 낫지 않는다고 보모가 말한다. 아토피 피부염이라고 한다.

바둑을 둔 뒤 함께 저녁을 들면서 그 이야기를 하였다. "아니 내가 처방하는 편강탕을 먹여 보지 그래요" 한다. 기대는 하지 않았다. 다만 한약이니 몸에는 좋을 것이란 생각에 고아원과 상의하여 먹이기 시작하였다. 6개월 정도 먹였는데 좋아졌다. 그 후 동영이는 내 아들이 되었다. 지금 11살로 건강하게 자라고 있다. 작년에 서울대학교 체육 영재로 선발되어 집중 훈련을 받고 있다.

서 원장은 자신이 한의대에 입학하였던 20대부터 고질병으로 편도선염을 앓았다. 한방으로 치료할 수 있는 방법을 40여 년간 연구한 끝에 2000년에 편강탕을 개발하였다. 그가 기울인 정성과 번뇌, 그리고 이를 환자들에게 적용하면서 증명되는 효능과 그 과정에서 느낀 기쁨을 이 책에 담담하게 적고 있다. 결론은 폐肺가 오장육부 중 으뜸이라고 한다. 목차 중 '황반변성이 좋아지다'라는 제목이 눈에

번쩍 띄었다. 최근 당뇨망막증, 녹내장과 함께 황반변성으로 실명하는 경우가 많은데 고무적이다. 서 원장의 열정으로 많은 환자가 혜택을 입었으면 한다. 서 원장이 실명 예방 사업의 든든한 후원자임을 이 기회를 빌어 밝히며 감사한다.

  이 책이 독자들의 '편안한 마음, 건강한 몸', 즉 '편강'에 크게 기여하기를 기원한다. 하루에 80여 명의 환자를 진료하는 바쁜 와중에 이러한 저서를 낸 서효석 원장에게 갈채를 보낸다.

전 보건복지부 차관 신 언 항

| 추천사 |

건강하게 100살까지 사는 법

서효석 원장을 여러 차례 만나 담소했으니 건강 강좌를 많이 들은 셈이다. 이번에 새로운 책 〈편강 100세 길을 찾다〉의 추천사 부탁을 받고 즐거운 마음에 웃음이 절로 나온다.

책 내용을 언급하기에 앞서 서효서 원장은 설명하는 방식이 특이하다. 어려운 한의학에 대해 설명하면서도 현학적이거나 감추는 부분 없이 간결하고 쉽다. 인류 반만년 역사상 어느 누구도 치유하지 못했던 비염, 천식 그리고 아토피를 수만 건씩 완치해 낸 이야기를 하는데 자신감이 넘치면서도 겸손하다.

지금 지구촌 곳곳에선 TV 드라마, 영화, 스포츠, K-POP 등 한류가 한국을 세계에 알리며 국위를 선양하고 있다. 21세기에 그 뒤를 이을 새로운 한류는 바로 편강한의원이 앞장선 한의학이 될 것이라고 말할 때 서효석 원장은 꿈꾸며 노래하는 젊은이처럼 목소리가 명랑하고 웃음 또한 가득하다.

편강 100세 탐험의 성공적인 출발점은 일찍이 본인의 고질병이었던 편도선염을 앓고 나서 수많은 연구와 시행착오 끝에 편도선과 폐의 중요성을 깨닫고 처방을 찾아낸 데 있다. 입 안쪽 요충지에 자리 잡고 각종 병균을 막아내는 면역력과 자가 치유 능력의 베이스캠프 역할을 하는 '임파선의 왕 王' 편도선을 회복시키는 것이 제1의 과제인 것이다.

그런데 편강탕의 임상 결과 "편도선을 치료하기 위해 이 약을 복용한 환자 중에서 편도선만 치유된 것이 아니라 그 환자가 갖고 있던 다른 질병, 예컨대 비염이나 천식, 기관지염 등 고질적인 호흡기 질환의 증세가 호전되거나 완치되는 사례가 나타나고, 아토피성 피부염이나 기미, 여드름, 주근깨, 검버섯 등 고질적인 피부 질환에도 좋은 치료 효과를 나타냈다"고 했다. 편도선 너머의 광활한 건강 세상의 새 지평이 열린 것이다.

서효석 원장이 편도선과 폐 기능의 활성화가 건강 전반에 커다란 영향을 미친다고 설명할 때 고개를 끄덕이며 경청했다. 이어 비염, 천식도 낫는다는 이야기에는 내 눈에 불이 켜졌다. "천식까지 치유된다고?!". 더구나 아토피도 치유된다고 하니 이번에는 입이 벌어졌다. 감기를 자주 앓는 나 자신과 주변에 비염, 천식, 아토피로 고생하는 많은 친지들이 생각났기 때문이다.

병치레로 오래 고생하는 환자를 어렵게 치료해 주면 "은혜가 백골난망"이라고 고마워하지만 너무 쉽게 고질병을 고쳐 주면 고마운 줄도 모른다는 농담이 있다. 그런데 서효석 원장과 편강탕에 대한 고마움은 쉽게 잊기가 어렵겠다. 비염, 천식으로 오래 고생했기 때문에 잊기 어렵겠지만, 호흡기 질환이 치유되고 나면 아토피나 기미, 여드름, 주근깨, 검버섯 등의 피부 질환을 가진 다른 가족들이 기다리고 있으니 말이다.

편도선扁桃腺을 강强하게 하는 편강탕扁强湯으로 시작해서, 이제는 몸뿐만 아니라 마음까지 편안便安하고 건강健康해지는 편강탕便康湯으로, 다시 편도선 건강이 모든 치료의 시작이란 뜻의 편강탕扁康湯으로 진화한 40여 년 역사 속에서 우리는 서효석 원장이 전파하는 인술仁術의 치열함을 확인할 수 있다. 국내외 한국인들을 위한 편강탕을 넘어서 지구촌 곳곳의 모든 인류를 돕기 위해 나서야 하는 편강탕의 새롭고 광활한 지평을 본다.

지금 내 관심은 서효석 원장이 정성스럽게 설명해 준 '으뜸호흡법'을 실천하고 생활 습관을 고친 다음 20여 년을 잘 준비해 95세가 되면 '편강 100세 탐험대'에 가입 신청을 하는 것이다. 꼭 그렇게 오래 살아야 할 이유가 뭐냐고 묻는 친구가 있다면 첫째, 단 한 번 허락받은 귀한 생애를 건강하고 편안하게 축복받은 삶으로 살고 싶고 둘째, 서효석 원장이 지구촌 구석구석을 모두 건강하고 편안하고 평화롭게 바꾸어 가는 모습을 끝까지 따라가 지켜보고 싶은 욕심 때문이라고 대답해야겠다.

재외동포신문 대표 이 형 모

李亨模

| 차례 |

004 　작가의 말　편강 100세 탐험대

007 　추 천 사　몸과 마음이 편강해지는 이야기
　　　　　　　건강하게 100살까지 사는 법

017 　프롤로그　新 무릉도원

제1장

소리 없이 번지는 기적

025 **선생님, 불치병이 낫고 있어요!**
　　황반변성이 좋아지다
　　우연과 기적 그리고 필연

030 **편강탕에 바친 외길 인생 40여 년**
　　도랑에 빠진 갈릴레오 갈릴레이
　　자기 병도 못 고쳤던 한의사
　　유레카!

034 **선생님, 마음이 편안해요**
　　편도선을 넘어서다
　　扁强湯 → 便康湯 → 扁康湯
　　세상에 이런 일이

038 **입에 쓰지 않아도 좋은 약**
　　목은 잘라도 머리털은 못 자른다
　　양약고구良藥苦口의 진실
　　약재 씻은 물로 밥해 먹는 사람들

042 **음식을 가리지 않는 약**
　　네 눈에 보이는 것이 다 네 땅이다
　　과유불급過猶不及이 절실한 시대
　　이롭지 않은 먹거리는 없다

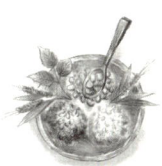

047 **살아온 이력이 병을 만든다**
　　나무꾼의 세 가지 소원
　　당신의 몸이 건강 이력서다
　　질병은 생활 습관을 바꾸라는 옐로카드

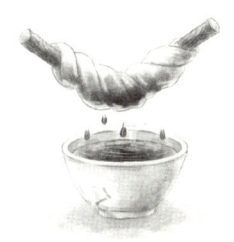

052 **반드시 이겨 내야 할 치료의 고통**
　　물소리가 들리는 그림 이야기
　　워런 버핏과 마법의 시간

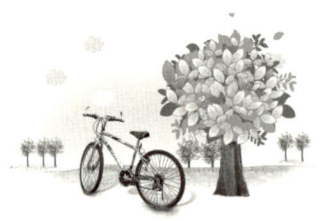

강태공과 마시멜로 이야기
증상이 심해져야 낫는다
부지런히 땀 흘려야 낫는다

061 **오해와 이해 사이**
상군商君의 변법變法
먹기만 하면 낫는 약이 아니다
고수高手는 고수를 알아본다
마약을 넣었다고?

067 **멀고도 험한 공인公認제약의 길**
잉꼬부부와 웬수
해탈에 이르는 첫 관문, 정견正見
통일의 그날을 기다리듯

071 **세계로 가는 편강**
중국에서 보내온 초청장
아토피로 신음하는 일본에 상륙하다
5대양 6대주로! 미국 편강한방병원
Can you cure allergy?
Yes, we can. Only KOREA!
한류 열풍, 한의학으로 굳힌다
뉴욕타임스 11회 건강캠페인
세계과학기자대회
동양이 서양을 치료한다

제2장

편강의학의 원리

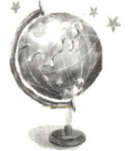

089 **건강의 성패, 기氣에 달렸다**
기氣로 보는 인생 맛
생명의 원천, 숨
면역력의 베이스캠프 편도선
마릉馬陵의 전투
폐를 리엔지니어링 하라

097 **돌연사突然死! 당신도 위험하다**
연령불문 돌연사 주의보
병 없다고 다 건강한 게 아니다
아픈 사람 건강하게, 건강한 사람 더욱 건강하게

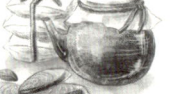

102 **동안童顏 피부, 폐가 관건이다**
서시의 효빈 이야기

카르페디엠!
폐가 튼튼해야 피부 미인

106 굿바이 사상 체질론 四象體質論
전래의 사상 체질론
이상 체질론=象體質論
건강 100세를 지키는 몽둥이
반노환중返老還中

118 편강의학의 미래
늙지 않기보다 곱게 늙기
무병장수의 꿈
난치병 정복의 그날까지

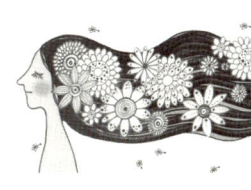

제3장 질환별 100세 건강 지도

125 호흡기 질환
만병 부르는 감기
침을 삼킬 수 없어요! 편도선염
돌연사의 원인 폐렴
365일 코감기 비염
비염 쇠면 축농증
밤이 무서운 천식
기침·가래 끓는 기관지염
백색 페스트 결핵
망가진 허파 꽈리 폐기종
늘어나 줄지 않는 기관지 확장증
흉터로 딱딱해진 폐섬유화증
예방이 최선인 폐암

155 피부 질환
평생 사춘기? 여드름
탈모 부르는 지루성 피부염
눈가에 좁쌀 알갱이 비립종
쥐 젖꼭지 모양 돌기 쥐젖
옮기기 쉬운 사마귀
뽐아내야 낫는 아토피
충혈된 피부와 각질 건선
거뭇거뭇 저승꽃 검버섯

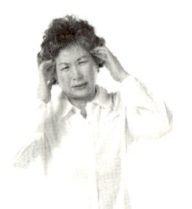

174 **기타 질환**
　　귀에서 진물 나는 중이염
　　간질간질 충혈된 눈 결막염
　　피곤하고 예민한 갑상선 질환
　　변비·설사 대장 질환
　　소변 이상과 부종 신장 질환
　　붓고 쑤시는 관절염
　　아군을 공격하는 자가 면역 질환
　　침묵의 살인자 뇌혈관 질환
　　혈관 속 교통 체증 심혈관 질환

제4장　편강을 만난 사람들

199　계룡산에서 날아온 편지
　　찰스랭글과 데이비드 라샤펠
　　자유 여신상과 한방의 미래
　　90대 할아버지의 고백
　　어머니 30년 비염 고친 유남규 감독
　　올림픽 금메달리스트 양하은
　　아시안게임 바둑 주치의
　　아토피 명현 이기고 희망을 낚다
　　외국인에게 더 효과 큰 한약
　　중증 폐 질환 이긴 사람들
　　한방에서 희망 얻은 양의사들

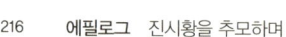

216　에필로그　진시황을 추모하며

219　부　록　한방 상식 이것이 궁금해요

| 프롤로그 |
新 무릉도원

    무릉도원은 중국 동진東晉 때 문인 도연명의 도화원기桃花源記에 나오는 이야기로 우리가 익히 알고 있다. 그런데 거기에는 세상에 잘 알려져 있지 않은 좀 더 재미있는 사연이 깃들어 있다.
    옛날 중국의 무릉武陵이라는 곳에 살고 있던 한 어부가 어느 날 조각배를 타고 강으로 나갔다. 고기 떼를 찾아 조금씩 강을 거슬러 올라가다 보니 위에서부터 분홍색 복숭아 꽃잎이 강물에 떠내려 오는데 그 향기가 이루 말할 수 없이 황홀했다.
    "어라? 지금은 복숭아꽃이 필 때가 아닌데……."
    어부는 향기로운 꽃잎에 취해서 강을 계속 거슬러 올라갔고, 어느새 높은 절벽이 가로막고 있는 막다른 곳에 이르렀다. 양쪽으로 복숭아나무가 숲을 이루고 있었고, 마치 함박눈이 오듯 복숭아 꽃잎이 흩날리고 있었다.
    어부가 정신이 아득한 가운데 둘러보니 절벽에 조그만 동굴이 하나 보였다. 입구는 어른 한 사람이 겨우 들어갈 만한 크기였다. 어부가 호기심을

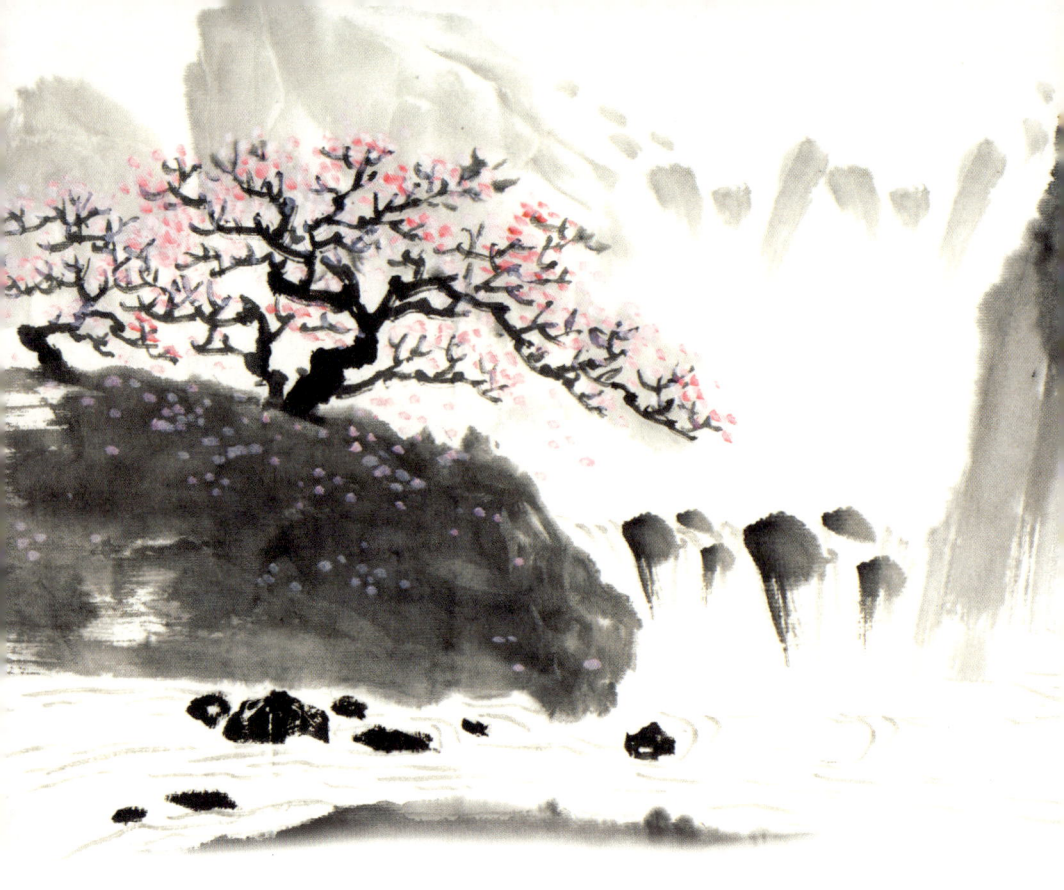

 못 이겨 안으로 들어서 보니 갈수록 점점 넓어지다가 마침내 빛이 쏟아지면서 확 트인 밝은 세상이 나왔다. 어부가 정신을 차리고 자세히 보니 끝없이 너른 땅과 기름진 논밭, 풍요로운 마을과 뽕나무, 대나무밭 등 이 세상 어느 곳에서도 볼 수 없는 아름다운 풍경이 펼쳐졌다.
 오가는 사람들은 모두 행복한 표정으로 얼굴에 웃음기가 가득했다. 특히 얼굴빛이 좋았으며 저마다 피부가 뽀얀 색으로 빛났다.
 그런데 갑자기 나타난 어부 때문에 작은 소동이 벌어졌다. 사람들의 이야기를 듣고 급히 달려오던 촌장이 그만 발을 헛디뎌서 깊은 개울에 빠진 것이다. 그런 일을 겪어본 적이 없는 마을 사람들인지라 우왕좌왕 소리만 지르는 가운데 급기야 촌장은 물속으로 가라앉아 목숨이 경각에 달리게 되었다. 그제야 정신을 차린 어부가 물에 뛰어들어 익숙한 수영 솜씨로 촌장을 구해냈다.

　비록 어부 때문에 생긴 일이었지만 어부가 용감하게 촌장의 목숨을 구했으므로 어부는 마을 사람들에게 융숭한 대접을 받으며 촌장 집에서 며칠을 머무르게 되었다. 촌장의 이야기로는 조상들이 진秦나라 때 난리를 피해서 이곳으로 들어와 살게 되었고 대대로 무병장수한다는 것이었다.

　얼마 지나자 어부는 고향과 가족이 그리워져서 돌아가고픈 생각이 들었다. 마침내 떠날 때가 되자 궁금증을 못이긴 어부가 촌장에게 물었다.

　"이곳의 모든 사람들은 너나 할 것 없이 병이 없고 항시 웃고 살며, 얼굴빛이 좋고 특히 피부가 그렇게 고운데 어찌하면 그리될 수 있는가요?"

　"미안하지만 마을 법으로 금하는 터라 그것은 알려줄 수 없소. 그저 사람은 하늘이 지어낸 대로만 깨끗이 살면 그리 된다 생각하고 떠나시지요."

　"하늘이 지어낸 대로 사는 방도를 잘 모르니 묻는 것 아닙니까? 그러지 마시고 조금만이라도 알려 주십시오."

　"하늘이 지어낸 대로 산다는 것은 간단하오. 그저 맑은 공기와 깨끗한 물, 그리고 남을 돕는 마음을 지니고 살면 되는 것이오. 이제 그만 가시고 나가서는 여기서 보고 들은 것에 대해서 일체 발설해서는 안 되오."

　"그 점은 염려하지 마십시오. 그러나 여러분들처럼 건강하고 보기 좋게 살 수 있는 방도를 좀 더 구체적으로 알려 주시기 전에는 갈 수 없소."

　"어허, 조상 대대로 절대 남에게 발설해서는 안 되는 규율을 모두 지켰기 때문에 오늘날까지 이곳이 이어졌거늘 하물며 촌장인 내가 어찌 그것을 알려줄 수 있겠소? 이해하고 그냥 가시구려."

　촌장이 완강하게 거절했지만, 궁금한 것을 못 참아 결국은 이곳까지 온 사람이 아니었던가? 어부는 끝까지 매달렸다.

"저는 하잘것없는 어부에 불과하지만 목숨을 걸고 촌장님을 구한 사람입니다. 생명의 은인에게 이렇게 박절할 수 있습니까?"

이 말에 촌장도 흠칫 놀라며 무언가를 골똘히 생각하더니

"그렇다면… 그대에게 이치를 설명해도 속세로 돌아가면 모두 허사가 될 것이 뻔하니 비슷하게라도 그 이치에 맞게 살다 갈 수 있는 약을 지어 주겠소. 먼저 절대 남에게 발설하지 않겠다는 맹세를 하시오."

"그 점은 정말 염려 마십시오. 천지신명께 맹세합니다."

그러자 촌장은 주섬주섬 이것저것 약재를 넣어서 한 꾸러미를 만들더니 어부에게 넘겨주면서 이렇게 일러주었다.

"이 약은 여섯 달 동안 하루 세 번 달여 먹되, 음식을 가릴 필요는 없고 다만 꾸준히 땀이 나도록 몸을 움직이시오. 그러면 우리처럼 살 수 있을 것이오."

어부가 약을 받아들고 바라보니 봉지에 글씨 두 자가 쓰였는데 원래 까막눈인지라 무슨 말인지 알 수가 없었다. 내친김에 촌장에게 그 뜻을 물었다.

"마음이 편안하면 몸이 건강하다는 뜻이오. 그러니 항시 마음을 편안하게 가지도록 하시오."

어부는 머리를 조아려 감사드리고 그 마을을 떠나 고향으로 돌아왔다.

사람들은 그가 요 며칠 사이 어디를 갔다 왔는지 매우 궁금했다. 그 마을 촌장과의 약속을 의식한 어부는 산속에서 길을 잃었었다고만 하고 더 이상은 말하지 않았다. 그리고 쉬지 않고 열심히 땀 흘려 일하면서 남에게 항상 감사하며 웃는 얼굴로 지냈다. 그러기를 반 년, 어부의 얼굴 혈색이 좋아지며 가무잡잡했던 피부가 뽀얗게 변하기 시작했다.

세월이 흘러 어부는 큰 부자가 되었을 뿐만 아니라 배운 것이 부족해도

훌륭한 인품으로 모두에게 존경을 받았다. 말년에 이른 그의 풍모는 가히 선인仙人과 같았다. 그런 그도 드디어 천수를 다해 죽을 때가 되었는데, 소문을 들은 인근 마을의 유자기劉子驥라는 덕망 높은 선비가 찾아왔다.

"어르신, 예전부터 어르신 이야기를 듣고 필유곡절必有曲折이라 여기며 그 사연을 듣고자 생각해 왔습니다. 이제 마지막으로 가시는 길이니 말씀해 주실 수 없겠습니까?"

"아니 될 말이오. 내가 이미 약속을 철석같이 지켜서 살기를 반백 년이 넘었는데 이제 와서 어찌 그 약속을 깨뜨린단 말이오? 돌아가시오."

"어르신, 짐작컨대 그만큼 중요한 약속이라면 필시 그 내용을 누군가 듣고 세상에 퍼트릴 것을 염려해서 다짐받은 듯한데 저는 맹세코 남에게 발설하지 않을 것입니다. 이제 어르신이 돌아가시면 오로지 저 혼자만 어르신처럼 평생을 지키며 살 작정이오니 말씀해 주십시오. 그렇지 않다면 그 일은 영영 묻히고 마는 것이 아닙니까?"

유자기의 간곡한 부탁에 어부도 마음이 움직여서 다시 한 번 다짐을 받은 뒤 마침내 자신이 겪었던 일을 소상히 이야기해 주었다. 그리고는 자신이 죽은 뒤 벽장을 열어 보면 자신이 달여 먹었던 약봉지가 있을 것이란 말을 마지막으로 숨을 거두었다.

유자기가 벽장을 열어 보니 과연 약봉지가 있었는데 거기에는 '편강'이라는 두 글자가 쓰여 있었다. 유자기가 이것을 집에 들고 와서 어부의 이야기를 되새기며 생각해보니, '편강'이라 함은 필시 그 촌장이 이야기한 '마음이 편안하면 몸이 건강하다'라는 말을 줄인 것이 분명한지라 이 어부가 달여 먹은 것이 '편강탕'임을 알게 되었다.

유자기는 혼자 그 비밀을 간직한 채 그곳을 찾고자 무진 애를 썼으나 찾을 수 없었다. 그리고 소문이 번져 나가 인근 고을은 그곳을 찾느라 일대

법석이 일어났다. 결국 어느 누구도 성공하지 못했고 어부의 이야기는 점차 사람들의 뇌리에서 지워져 갔다.

오직 한 사람, 이야기를 직접 들은 당사자 유자기만은 평생 이곳을 찾기 위한 노력을 포기하지 않았다. 하지만 허사로 돌아가고 그도 마침내 병들어 죽으니, 이 이야기는 '찾을 수는 없으나 어딘가에 있을 지도 모르는 무릉에 복숭아꽃 피는 낙원'이라는 뜻의 무릉도원武陵桃源이라는 전설로 오늘날까지 전해져 내려오고 있다.

현명한 독자들은 벌써 이 이야기가 필자의 상상력으로 만들어진 픽션임을 간파했을 것이다. 그렇다고 필자가 아무런 생각 없이 그냥 '무릉도원' 이야기를 덧붙여 지어낸 것은 아니다. 40여 년의 세월 동안 한의사로서 외길을 걷다 보니 나름대로 깨달은 바가 있어 원래의 무릉도원 이야기를 필자의 상상 속 버전으로 다시 만들어 본 것이다.

사람들은 '무릉도원'이라고 하면 그저 '옛날이야기 속의 이상향', 또는 '유토피아'와 같은 뜻으로 치부하고 아예 불가능한 세상으로 돌려버린다. 그러나 가만히 생각해 보면 요즘의 '웰빙 바람', 또는 '동안童顏 만들기', '건강 백세', '백옥 같은 피부', '불치병 극복' 등의 시대 조류를 접하노라면 현대인들이 추구하는 것도 무릉도원 사람들처럼 살고자 하는 것이라고 여겨진다.

사실 무릉도원 사람들처럼 사는 길은 간단하다. 이야기 속 촌장이 이야기한 '하늘이 지어낸 대로만 살면 되는 것'이다. 도대체 하늘이 지어낸 대로 산다는 것은 무엇일까? 필자는 그 이치를 깨닫고 처방을 만드는 데 40여 년을 바쳤다. 그 결과 무릉도원은 깊은 산 속에만 있는 것이 아니라 사는 방도에 따라 어디에든 존재할 수 있다는 것을 깨닫게 되었다.

그럼 지금부터 '무릉도원'으로 가는 그 길을 함께 찾아가 보자.

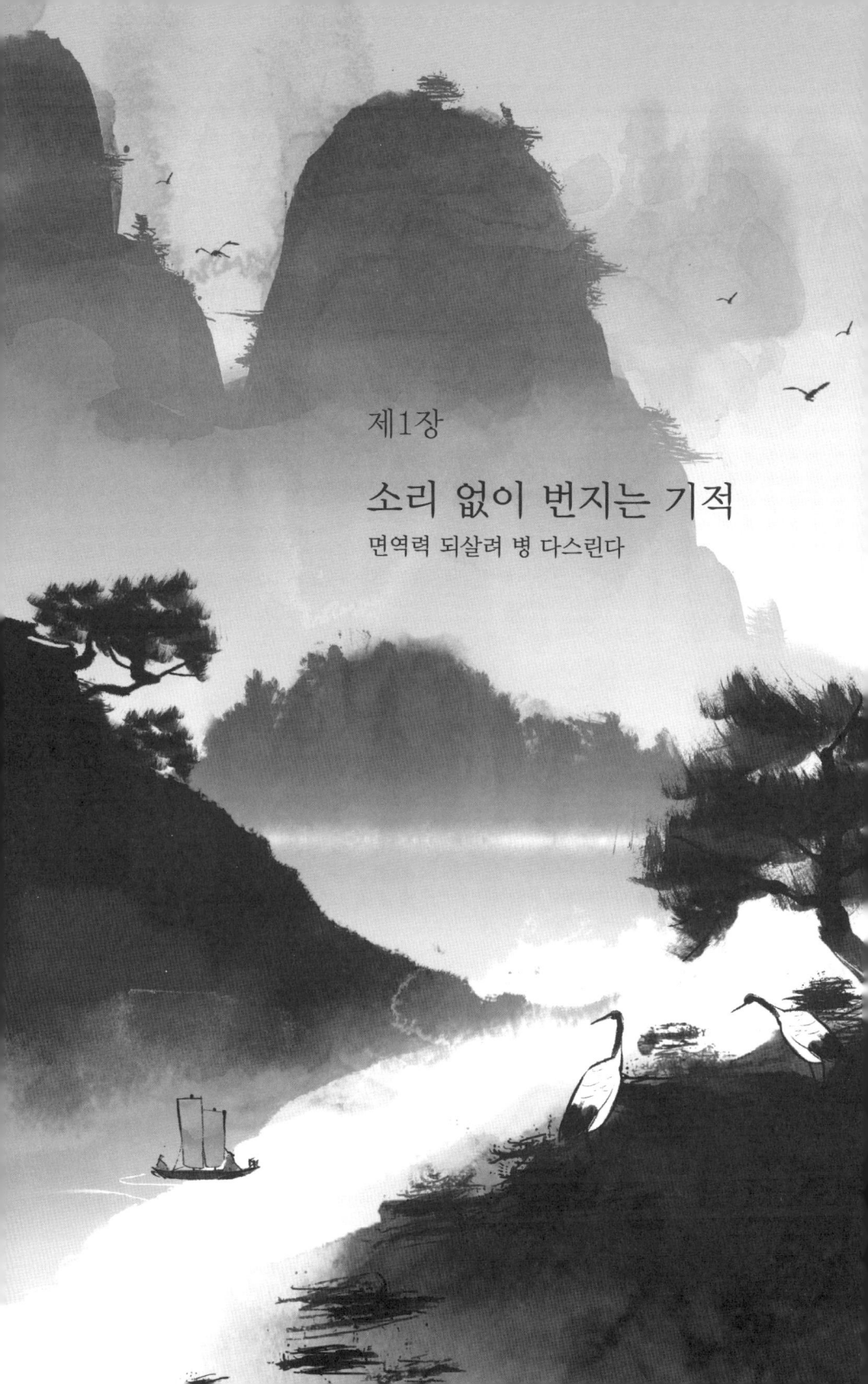

제1장

소리 없이 번지는 기적

면역력 되살려 병 다스린다

현대인의 대부분은 폐 기능의 6분의 1 정도만을 사용하며 산다. 그렇다면 무릉도원 사람들은 어땠을까? 그들은 바로 폐 기능을 100% 쓰며 사는 사람들이었다. 그래서 얼굴빛이 좋고 웃음기 많고 피부가 좋았던 것이다. 그러나 이 사실을 알았다고 해서 '아 그렇구나! 폐 기능을 강화하자!'라고 결심한들 그게 어디 맘대로 되랴! 어부의 말처럼 그 이치를 잘 알지도 못하거니와 설령 안다 해도 그대로 살기에는 현대 사회가 너무 복잡다단하다. 그래서 머릿속으로는 그 길을 갈망하면서도 몸은 '하늘이 지어내지 않은 쪽'으로 달려가서 병들고, 힘들고, 지치고, 꺼칠하게 사는 것이다.

그렇다면 촌장이 어부에게 우선 혼자만이라도 원기 충만하게 살라고 약을 지어준 것처럼 사람들에게 그 방도를 찾아 주는 것이 한의사로서 나의 소명이 아닌가? 바로 그 소명감의 결실이 '편강탕扁康湯'이다. 편강탕은 필자의 편강의학 이론을 입증하는 한약으로 수많은 치료 사례를 가지고 있으며, 끊임없는 보강을 통해 치료의 지평을 넓혀 가고 있다. 필자는 이 편강탕을 우리나라만이 아닌 전 세계로 보급하여 이 세상 모두를 무릉도원으로 만들자는 꿈을 가지고 있다.

선생님,
불치병이 낫고 있어요!

황반변성이 좋아지다

어느 날 성민석 씨(41세)가 필자를 찾아왔다. 감기를 호되게 앓고 나서 갑자기 천식이 도져 호흡 곤란 증상까지 나타났다고 한다. 어렸을 때부터 호흡기가 약해 잦은 감기와 축농증에 시달리고 피부에도 각질 같은 것이 수시로 일어나 수염을 깎을 때도 잘 베이고 여간 불편한 게 아니라고 하소연했다. 필자는 폐가 피부와 호흡기를 관장하므로 심폐 기능이 좋아지면 면역 식별력이 탁월해져 호흡기와 피부도 더불어 좋아지는 치료 원리를 설명하고 한약을 처방했다. 그런데 예상치 못한 결과가 나타났다. 한 달 정도 복용하니 몸이 가볍고 감기와 천식이 좋아지더니 6개월 정도 꾸준히 복용하자 7~8년 전부터 양방 치료를 받아도 악화 일로를 걷던 황반변성이 서서히 호전되기 시작한 것이다.

'황반'이란 망막에서 시세포가 밀집되어 있어 빛을 선명하고 정확하게 받아들이는 망막의 중심부를 말한다. 이 부분에 비정상적으로 맥락막신생활관이 생겨

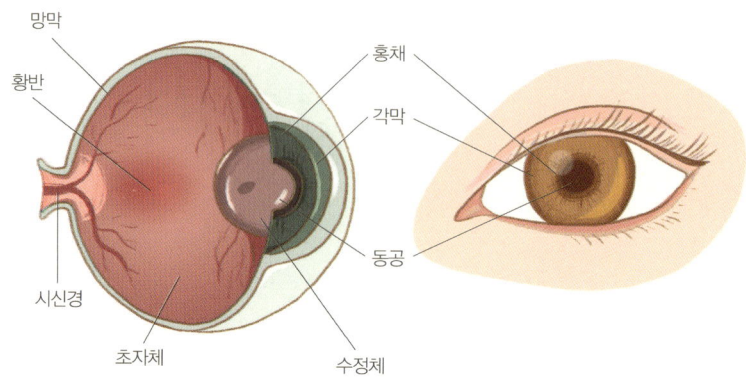

| 눈의 구조 |

황반이 손상된 병이 바로 황반변성이다. 녹내장, 당뇨병 망막증과 함께 실명 유발 3대 안과 질환으로 꼽혀 조기 치료가 무엇보다 중요하다. 그러나 대부분의 사람들은 노안으로 눈이 침침해진 줄만 알고 뒤늦게 글자가 심하게 굴절되거나 시야가 좁아지고, 검은 점 같은 것이 보이면 병원에 찾아간다.

성민석 씨의 경우 양방 치료를 할 때는 시력이 0.5까지 떨어져 가운데가 어둡게 보이고 직선도 아주 삐뚤빼뚤해 보였다고 한다. 무엇보다 양약을 계속 복용하니 위장이 나빠져 소화가 안 되고 몸이 전반적으로 무거웠다. 그런데 양약을 끊고 편강탕을 복용하자 숨쉬기가 편안해지면서 환절기면 으레 앓던 감기도 걸리지 않게 되었다. 무엇보다 비염과 천식이 사라지면서 기혈 순환이 원활해져 머리가 맑고 피부도 깨끗해졌다고 놀라워했다. 2년 정도 꾸준히 복용하니 왼쪽 눈에 있던 황반변성은 완전히 사라졌고, 오른쪽 눈만 조금 남아 있는 상태이며, 시력도 양쪽 다 1.0으로 아주 좋아졌다.

이를 지켜본 어머니와 동생도 함께 한약을 복용하기 시작하였다. 특히 어머니는 집안 청소만 해도 힘들던 몸이 한약을 복용한 후 힘이 펄펄 난다며 좋아하셨다고 한다.

우연과 기적 그리고 필연

사람들은 믿기지 않는 일이 한 번 발생하면 '우연'이라 하고, 같은 우연이 세 번 반복되면 '기적'이라고 한다는 말을 들은 적이 있다.

성민석 씨의 경우는 우연일까, 기적일까? 물론 각자 판단에 맡길 일이다. 하지만 우리 몸을 병에서 살리는 가장 큰 줄거리가 무엇인가를 나름대로 깨달아 그 처방에 일생을 바쳐 온 나에게는 우연도 기적도 아닌 '필연'이다.

그 옛날 다들 태양이 지구 주위를 돈다고 믿고 있을 때 정반대로 지구가 태양의 주위를 돌고 있다고 말한 코페르니쿠스가 있었다. 당시 사람들이 믿지 않는다고 해서 진실이 가려지는 것은 아니다. 결국 지동설이 옳았음이 입증되었고 이제는 진리요, 상식이 되어 버렸다.

모든 학문의 발달에는 그러한 코페르니쿠스적 발상의 전환이 필연적으로 있어 왔다. 그리고 그때마다 먼저 비밀의 문을 열어본 사람은 이단이나 미친 사람 취급을 받았었다. 한의학계도 정설의 힘이 깨지기 어려운 분야 중 하나이다. 음양오행에 맞추어 인체의 오장五臟을 평등한 상호 관계로 바라보는 견해나, 이제마 선생의 사상 의학 등과 같은 정통 학설을 깨고 다른 학설을 제기하는 것은 언감생심焉敢生心 쉬운 일이 아니다.

그러나 나는 감히 폐가 오장 중에서 으뜸 장부臟腑라고 본다. 또한 사람의 체질도 알레르기 체질과 정상 체질, 이렇게 둘로 나누는 이상 체질론二象體質論을 주장하는 바이다. 사람의 건강은 폐에 달려 있다. 폐 기능을 활성화시켜 면역력과 자가 치유 능력을 길러주면 우리가 생각하는 것 이상의 효과를 볼 수 있다.

폐포 곳곳에 쌓인 열을 내려 폐 기능을 활성화하는 편강탕이 호흡기 질환과 피부 질환에 효험이 있음은 이미 입증되었다. 필자는 편강탕이 그것을 넘어서는 처방이라고 믿으며 나의 신념을 반영하는 수많은 치료 사례를 과학적으로 검증하여 논문화하는 작업을 진행 중이다.

그 일환으로 한 연구 기관에서 극심한 스트레스를 동반하는 아토피 환자들 중 편강탕을 복용한 환자군과 편강탕을 복용하지 않은 환자군을 대조하여 스트레스 호르몬 코르티솔cortisol 수치를 측정한 결과 편강탕을 복용한 환자들의 코르티솔 수치가 대조군보다 4분의 1 수준으로 떨어진 사실을 확인할 수 있었다. 환자들이 한결같이 말하는 '마음이 편안해졌다'는 편강탕 복용 후기는 실제로 과학적 근거가 있었던 셈이다.

또한 스포츠 의학과 접목시켜 장래가 촉망되는 수영 선수 두 명의 편강탕 복용 전과 3개월 복용 후 국민 체육 진흥 공단에서 체력 검사를 실시한 결과 심폐 기능의 바로미터인 최대 산소 섭취량이 단거리 선수는 6.7ml/kg/min, 장거리 선수는 2.5ml/kg/min 향상되었다. 기록도 눈에 띄게 좋아졌는데 단거리 선수는 자유형 50m부문에서 0.19~0.29초, 100m는 0.56초를 단축시켰다. 장거리 선수도 400m는 4~5초, 1500m는 11초나 단축시켰다.

특히, 둘 다 알레르기 비염이 심해 코를 많이 훌쩍거리고 기침도 했는데, 편강탕을 복용한 뒤 콧물이 사라지고 몸과 마음이 편안해져 키도 부쩍 자랐다고 한다. 이들은 나란히 수영 특기생으로 발탁되어 장학금을 받으며 고등학교에 진학해 올림픽에서 황금물살을 가를 그날을 고대하며 심폐 지구력 향상에 매진하고 있다.

우리가 난치병이라고 하는 아토피, 비염, 천식, 만성 폐쇄성 폐질환이나 황반변성, 암과 같은 병들은 근본적으로 내 몸의 면역력과 자가 치유 능력을 키우는 것이 치료의 관건이다. 앞에서 말한 성민석 씨의 경우도 생면부지 일반 사람들에게는

'우연'으로, 경과를 지켜본 사람들에게는 '기적'으로, 처방을 40여 년에 걸쳐 끊임없이 업그레이드하고 수만 건의 임상 사례와 과학적 검증 과정을 거친 필자에게는 '필연'으로 다가오는 것이다. 지금도 난치병 치유의 희망을 안고 편강탕을 복용하는 분들이 국내는 물론 세계 31개국에 있으니 앞으로 제2, 제3의 성민석 씨는 계속 나올 것이다.

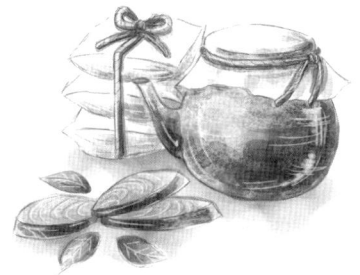

편강탕에 바친
외길 인생 40여 년

도랑에 빠진 갈릴레오 갈릴레이

"그래도 지구는 돈다."

지구의 공전과 자전을 이야기한 갈릴레오 갈릴레이를 상대로 종교 재판이 벌어졌다. 그때까지 엄연한 진리로 인정받던 천동설을 부인한 그에게 재판관이 "어떤 것을 선택할 것인가"를 물었다. 갈릴레오 갈릴레이는 "태양이 지구 주위를 돈다"고 말함으로써 목숨을 구했지만 법정을 나서면서는 이렇게 중얼거렸다는 것이다.

갈릴레오 갈릴레이는 항상 연구에 빠져서 밤이나 낮이나 하늘을 쳐다보면서 걸어 다니는 일이 많았다고 한다. 그러던 어느 날 하늘을 골똘히 쳐다보며 걷던 그가 그만 발 앞의 도랑을 미처 보지 못하고 그 속으로 굴러떨어졌다. 마침 그 곁을 지나다가 이 광경을 본 한 노파가 말하기를 "한 치 앞의 도랑도 못 보면서 어찌 저 멀리 하늘을 안다고 하누?"라고 핀잔을 주었다.

편강탕 개발 이전 나는 도랑에 빠진 갈릴레오 갈릴레이였다.

자기 병도 못 고쳤던 한의사

필자가 호흡기 질환과 피부 질환에 나름대로 줄거리를 세워서 '편강의학'이라 이름하고 또 그 산물로 편강탕을 개발한 데에는 필자 자신의 타고난 병, 편도선염을 고치기 위한 시도가 계기가 되었다.

어린 시절 나는 편도선이 자주 부어서 고생을 했다. 한번 도지면 40도를 오르내리는 고열과 함께 두통, 귀의 통증, 전신위화감 등이 나타나고 환부가 매우 아팠다. 음식을 삼킬 때 목이 심하게 아프고, 더 악화되면 아예 아무 것도 먹을 수가 없었다. 한여름에도 두터운 겨울 잠바를 입고 지내야 하는 힘든 날들이 많았다.

병원에서 치료를 받고, 편도선염에 좋다는 약을 두루 먹어 보았지만 근본적인 치료를 할 수가 없었다. 예나 지금이나 양방에서는 편도선을 마치 맹장처럼 인식하여 수술로 떼어내야 한다는 의견이 우세하다. 그래야만 차후에 또 다른 질병이 발생하는 것을 막을 수 있다는 것이다.

1966년 경희대 한의학과에 입학한 나는 20년 고질병이었던 편도선염을 한방으로 치료하기 위해 온갖 한의서를 다 뒤졌다. 자나깨나 어떻게 하면 편도선염을 치료할 수 있을까 생각하고, 또 생각했다. 그러나 손에 잡히는 뚜렷한 결과물도 없이 생각은 쳇바퀴를 돌기만 했다.

한의대를 졸업하고 개원한 뒤 명색이 한의사가 양방의 이비인후과를 찾아가는 것에 자괴감이 들었다. 그래서 스스로 치료제를 만들어야 되겠다는 투지가 더욱 강해졌다. 이순신 장군이 '왜적을 물리치면 죽어도 여한이 없나이다'라고 기도했던 것처럼 '이 치료 방법을 찾는다면 죽어도 여한이 없나이다' 하는 심정으로 연구에 몰두했다.

마황, 행인, 계지, 감초, 세신, 가공부자, 시호, 반하, 계피, 황금, 작약, 대추, 인삼, 배, 감, 깻잎, 파, 마늘, 생강, 미나리, 쑥갓, 상백피뽕나무 뿌리껍질, 유근피느릅나무 뿌리껍질, 신이화 목련 꽃봉오리, 수박, 감자, 삼백초, 칡뿌리, 오미자, 현삼, 길경, 방풍, 우방자, 형개, 연고, 석고, 매실, 우엉, 달래, 호두, 맥문동, 산초, 복령, 진피, 지실, 죽여竹茹…. 온갖 약재의 성분을 더욱 정밀하게 연구 기록하고, 수십 가지 약재를 수백, 수천 가지로 배합비를 달리 연구하고, 날로 먹고, 삶아서 마시고, 쪄서 으깨고, 달이고 태우는 일로 밤을 샜다. 막히면 의서를 뒤지고 자다가도 생각이 떠오르면 일어나 약을 만들었다.

한자로 오공蜈蚣이라 부르는 지네를 볶아서 그 재를 편도선에 직접 살포하면 좋다는 이야기를 듣고 그대로 실험하였다. 깊은 밤 집안에서 지네를 프라이팬에 볶았더니 아! 그 냄새란 말로 형언하기 어려운 지독한 것이었다. 그 후 며칠 동안 문이란 문을 모두 열고 지냈는데도 고약한 냄새는 사라지지 않을 정도였다.

한 번은 반하가 효험이 있는 것 같아 배합비를 높여서 실험한다고 엑기스를 듬뿍 넣은 약을 마셨다. 그런데 그만 농도가 너무 지나쳤는지 입안이 완전히 헐어서 그 후 사흘간 밥을 입에 대지도 못했다.

유레카!

아르키메데스가 황금으로 된 왕관의 진위 여부를 알아내라는 임금의 명을 받고 고심하다가 욕탕에 몸을 담그는 순간 아이디어가 번개같이 떠올라 벗은 몸으로 "유레카!"를 외치며 뛰쳐나갔다는 이야기는 유명하다.

1975년 드디어 나에게도 유레카를 외칠 수 있는 순간이 찾아왔다. 그러나 아르키메데스의 그것과는 전혀 다른 것이었다. 아르키메데스는 퍼뜩하는 순간의 아이디어로 해결책을 발견한 것이지만, 나는 수많은 연구와 시행착오와 기록이 누적된 가운데 드디어 '아하, 이런 것이구나!' 하는 처방을 찾아냈기 때문이다.

편도선의 염증을 없애고 몸의 면역력을 강화하는 처방을 완성한 나는 우선 해묵은 고질병 편도선염을 깨끗이 치료할 수 있었다. 그때의 기쁨은 말로 형언할 수 없는 것이었다.

자신의 병을 고친 뒤 내가 만든 처방에 이름을 붙였다. 편도선염을 고치는 약이므로 '편도선을 튼튼하게 해 준다'는 뜻으로 '扁强湯편강탕'이라 이름 지었다. 그러고 나서 나는 편도선염을 자주 앓는 주변 사람들에게 조심스럽게 편강탕을 적용해 보았다. 편강탕으로 편도선염을 치료한 사람들이 하나 둘 늘어 갈수록 나는 편도선염 치료약으로 내 처방의 효험을 확신하게 되었다. 용기백배한 나는 마침내 편강탕을 정식으로 세상에 선보였다.

선생님,
마음이 편안해요

편도선을 넘어서다

편강탕을 임상에 사용하면서 주목할 만한 결과를 발견하게 되었다. 편도선을 치료하기 위해 이 약을 복용한 환자 중에서 그가 갖고 있던 다른 질병, 예컨대 비염이나 천식, 기관지염 등 고질적인 호흡기 질환의 증세가 호전되거나 완치되는 사례가 나타나기 시작한 것이다. 편강탕은 아토피성 피부염이나 기미, 여드름, 주근깨, 검버섯 등의 고질적인 피부 질환에도 좋은 치료 효과를 나타냈다.

생각해 보면 당연한 이치였다. 편강탕이 편도선염뿐만 아니라 각종 호흡기 질환과 피부 질환에 효과를 나타낸 것은 그것들이 모두 폐에 속한 질환이기 때문이다. 피부와 폐와 대장은 각각 노폐물을 배출하는 기능을 하며, 그 중추적인 기능을 담당하는 기관이 폐다. 따라서 폐 기능이 강화될수록 몸속의 노폐물을 깨끗이 배출하게 되어 피부가 가장 이상적인 건강 상태가 되는 것이다. 본래 편강탕은 편도선염 치료를 목적으로 만든 약이었지만 효능은 이미 그 범위를 훨씬 넘어섰다. 임상 사례가 쌓이고 환자들과 대화를 나눌수록 그 사실은 더욱 명백해졌다.

扁强湯 → 便康湯 → 扁康湯

나는 호흡기 질환과 피부 질환에 두루 적용할 수 있는 새로운 편강탕을 개발하기로 마음먹었다. 그리고 어언 40여 년. 실로 나의 지나온 삶은 편강탕과 더불어 살아온 외길 40여 년이었다.

폐의 원기를 북돋아 인체의 면역력과 자가 치유 능력을 강화시킬 수 있는 약재를 대거 보강하면서 끊임없이 새로운 처방을 연구·실험하는 일이 이어졌다. 낮에는 환자를 돌보고 나름대로 사회 활동을 해야 하므로, 연구와 실험은 주로 밤에 집에서 이루어졌다. 그러다 보니 자연스레 이런저런 조수 역할은 아내가 도맡아 하였다. 그 바람에 지금도 아내는 밤잠을 편히 자지 못하는 습관이 생겼다. 한번 화두를 붙들면 스물네 시간 끝까지 물고 늘어지는 나의 성격 때문에 곤히 잠든 새벽에도 문득 생각이 떠오르면 일어나 불을 켜고 책과 약재를 뒤적였으니 곁에서 어찌 편한 잠을 이룰 수 있었을까.

반평생 동안 기능을 새롭게 보강해온 편강탕의 결과는 대만족이었다. 2000년 드디어 그동안의 연구와 임상 치료의 결과를 집대성해 질환별로 21종의 새로운 편강탕을 완성했다.

이 무렵 환자들로부터 '선생님, 이 약을 먹으면 이상하게 마음이 편해지는 것 같아요'라는 말을 많이 듣게 되었다. 몸이 건강해지면 마음이 편해지는 것은 당연한 일이었다. 이 말을 듣는 내 머릿속에 '심편안이신건강心便安而身健康'이라는 문구가 떠올랐다. 이미 편도선염 치료제의 수준을 넘어선 약의 이름을 바꿔야 할 필요를 느끼고 있던 터다. 마음을 편안하게 한다는 데서 '便'을 따고 몸을 건강하게 한다는 데서 '康'을 따 '扁强湯'을 '便康湯'으로 바꿨다.

그 후 12만 3000명의 알레르기 질환자를 완치시키며 편강탕의 뛰어난 효능이 입소문을 타고 SNS를 뜨겁게 달구면서 한약 수출 1호로 세계 31개국에 진출하는 쾌거를 이루었다. 그 와중에 중국과 일본에도 진출할 기회가 생겼는데, 편강탕便康湯의 '편안할 편便'을 '똥오줌 변便'으로 잘못 읽어 '변비약'으로 오해하는 해프닝이 벌어지게 되었다. 어차피 편도선의 건강이 모든 질병 치료의 시발점이므로 초심으로 돌아가 편도선 '扁'에 편안할 '康' 자를 써서 지금의 '扁康湯'이란 이름이 탄생하게 된 것이다.

그리고 지금까지도 끊임없는 연구와 임상 사례를 바탕으로 발전된 탕전 기술을 접목시켜 편강탕의 효능을 업그레이드하고 있다. 다양한 처방을 하나로 통합하려는 노력도 계속돼 21종의 편강탕을 2~3가지 처방으로 통합해 가고 있다.

세상에 이런 일이

새로운 편강탕은 특히 비염과 천식, 아토피에 탁월한 치료 효과를 보였다. 이에 비염과 천식, 아토피가 뿌리가 같은 한 가지 병이라는 결론을 내리면서, 동시에 폐는 호흡기 중에서도 으뜸일 뿐만 아니라 피부를 주관한다는 원리를 분명하게 깨닫게 되었다.

편강탕은 여기에 머물지 않았다. 아니 나를 머물러 있게 하지 않았다. 2000년 7월 본태성 고혈압으로 쓰러진 표인모 씨(당시 61세)가 편강탕을 복용하고 완치돼 지금도 농장에서 건강하게 일하며 지내고 있다. 같은 해 겨울 중풍으로 쓰러진 김석기 씨(당시 45세)가 아는 분의 소개로 한의원을 찾아왔다가 편강탕을 복용하고 많이 회복되었다. 김 씨는 편강탕을 먹는 동안에 피부 땀구멍으로 분비물이 나오는데 마치 때처럼 얼룩덜룩했다. 김 씨는 처음에 오른쪽이 마비되어서 거의 움직일 수 없었는데, 지금은 오른손으로 글씨를 쓸 수 있을 만큼 회복되었다.

2003년 3월 초 자궁 물혹 진단을 받은 강혜주 씨가 편강탕을 복용하고 종합

검진을 받았는데 물혹이 감쪽같이 없어졌다. 그리고 2004년 박순자 씨는 췌장암 진단을 받고 절망 속에서 한약을 복용하기 시작했는데, 기적처럼 암 세포가 사라졌다는 편지를 보내왔다. 2008년 폐암 발병 후 항암 치료로 걷기조차 힘들었던 박상훈씨는 편강탕 2년 복용 후 1시간 반을 뛰어도 거뜬하다며 기뻐하더니 5년 후 폐암 완치 판정을 받고 지금은 인생 2막을 활기차게 열고 있다. 아직은 이르다고 보지만 편강탕으로 치료한 환자가 '세상에 이런 일이'라는 프로에 등장할 날이 머지않았다고 생각한다.

  편강탕이 어디까지 지평을 넓혀갈 것인가는 내 남은 인생의 연구 과제이다. 앞으로 많은 난치병들이 편강탕 앞에 무릎을 꿇을 것이라는 확신이 있지만, 시간이 흘러 질병과 치료에 대한 나의 연구 노트가 까맣게 채워질 때 다시 책을 묶어야 할 것이라는 예감이 들기 때문에 아직 섣불리 말하지는 않겠다.

입에 쓰지 않아도 좋은 약

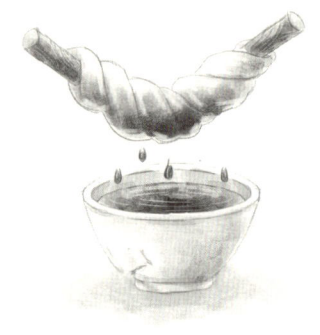

목은 잘라도 머리털은 못 자른다

을사 보호 조약 체결 이후 일제에 의해 단발령이 내려졌을 때 조상들이 보였던 반응은 '내 목을 자를지언정 상투는 자를 수 없다'였다. 이는 '나의 몸은 부모로부터 물려받은 것이므로 터럭 끝 하나라도 내 맘대로 다치게 할 수 없다身體髮膚受之父母不敢毀傷孝之始也'는 효경의 말씀에서 연유한 것이라고 하는 견해도 있지만, 변화에 대한 일종의 두려움과 거부 반응으로 볼 수도 있다.

같은 일이 중국에서도 일어났는데 이를 보면 사실은 더욱 분명해진다. 중국 본토에 명明이 망하고 청淸 나라가 들어선 것이 1644년의 일이다. 중국을 정복한 만주족은 앞머리를 깎고 뒷머리를 따는 변발령을 내린다. 이때 저장성을 중심으로 거센 반발이 일어 변란으로까지 번졌다. 그야말로 '목은 잘라도 머리털은 자를 수 없다'였던 것이다. 그러나 청의 무력 앞에 난은 차례차례 진압되었고, 결국 중국인들은 이후 250여 년 동안 '황비홍식' 변발로 살게 된 것이다.

재미있는 것은 250여 년이 흐른 뒤에 일어난 일이다. 쑨원이 1911년 신해혁명을 일으켜 청 왕조를 무너뜨리고 중화민국을 세운 뒤 내린 포고령이 변발 금지령이었다. 변발은 만주족의 풍습이니 이를 버리고 중국인의 정신을 찾자는 대의명분 세우기였다. 그런데 250여 년 전 변발을 못하겠다고 난을 일으켰던 중국인들이 이번에는 변발을 못 자르겠다고 곳곳에서 거세게 저항하였다. 이런 역사적 사실에서만 보더라도 사람이 오랫동안 그렇게 믿어 왔거나 그렇게 살아왔던 방식에서 벗어나 새로운 눈으로 바라보고, 새로운 방식으로 살아간다는 것이 얼마나 힘든 것인지를 알 수 있다.

세상 사람들은 '한의원', '한의사', '한약' 하면 떠올리는 몇 가지가 있다. 즉, 한약 특유의 냄새, 쓴맛, 검은색, 기피 음식, 진맥 등등이다. 필자가 꼭 일부러 그런 것은 아니지만 나의 진료와 처방은 이러한 전통적인 것들과 일치하지 않는 게 많다. 나는 신념을 가지고 연구 개발을 해온 당사자이므로 이러한 것들이 새로운 시대, 새로운 한방을 향해 나아가는 좋은 징표라고 생각한다. 하지만 사람들은 고정 관념에 따라 이러한 표상들을 먼저 기준으로 정해 놓고 그것과 다를 때 '엉터리가 아닌가' 의심을 하게 된다.

내가 이 책의 상당 부분을 할애해 이러한 점들을 설명하는 이유도 여기에 있다. 역사적으로 늘 그래왔듯 오랜 전통과 관행을 깨는 새로운 것은 쉽사리 받아들여지지 않는다.

양약고구良藥苦口의 진실

'몸에 좋은 약은 입에 쓴 법이다'

사람들이 별 생각 없이 공감하는 말이다. 그렇다고 이 말이 전부 진리는 아니다. 정확히 말하면 '입에 쓰더라도 몸에는 좋은 약이니 아무 소리 말고 먹어라'가 더 맞는 말일 것이다. 더구나 그 '약'이 인생을 살아가는 데 도움이 되는 충고 같은 그런 것이라면 맛이 '씁쓸할' 수밖에 없다. 흥청망청 즐기거나 한없이 늘어지거나 먹고 싶은 거 다 먹거나 자고 싶은 잠 다 자서는 안 된다는 '쓴소리'가 대부분이기 때문이다. 그러나 지금은 모든 것이 달라지는 시대이다. '너 하고 싶은 대로 해라'거나, '건강해지려면 운동하지 말라'거나, '영어 단어 절대 외우지 말라' 등등 역설적인 가르침도 있는 시대이다. 컴퓨터 게임만 전문으로 하는 프로 게이머가 인기인이 되는 세상이기도 하다.

어쨌든 몸에 좋은 약이 꼭 입에 써야 될 필요는 없다. 아이들이 먹는 시럽이 먹기 좋게 달달하듯이 입에 달콤할 수도 있다. 대부분 이 말에 크게 반론을 제기하지 않겠지만 그러나 그것이 한약이라면 이야기는 좀 달라진다. 아직도 사람들 머릿속에는 '한약은 쓴 것'이라는 고정 관념이 남아 있기 때문이다.

약재 씻은 물로 밥해 먹는 사람들

결론부터 말하면 편강탕은 쓰지 않다. 그렇다고 달지도 않다. 마치 보리차 같다. 그래서 '이게 우롱차야, 한약이야?' 하는 환자들도 있다. 편강탕을 일부러 쓰지 않게 만든 것은 아니다. 다만 중요한 것은 '한약이 쓰지 않아도 과연 몸에 좋은 한약이냐' 하는 고정 관념을 버려야 한다는 것과 이 약이 얼마나 정성 들여 깨끗한 조건에서 만들어졌는가를 생각하라는 것이다. 나는 편강탕을 달이는 탕제실의 직원들에게 한약재를 마지막 씻은 물로 밥을 해 먹으라고 말한다. 물론 그들이 끼니마다 그런 식으로 밥을 해 먹지는 않을 것이다. 그 물로 밥을 해 먹으라는 나의 말은 진심이다. 그만큼 약재를 소중하고 청결하게 다루라는 뜻이다.

　최상의 한약재를 증류수에 넣고 여러 번 달여 생약 그대로의 효능을 고스란히 살린 신개념 증류 한약이기에 숭늉처럼 맛이 담담한 것이다. 편강탕의 담백한 맛과 맑은 빛깔에서 우러나는 청량감은 탁월한 효능과 맞물려 상승 작용을 불러일으켜 아이들은 물론 쓴맛을 싫어하는 어른들에게도 어필하고 있다. 이를 발전시켜 이동과 보관상의 편의를 위해 고형화하여 휴대하기 편하게 만든 편강환도 국내는 물론 세계 31개국에 수출되어 한방 세계화의 선두 주자로 외화벌이를 톡톡히 하고 있다.

음식을 가리지 않는 약

네 눈에 보이는 것이 다 네 땅이다

　옛날 어떤 마을에 그럭저럭 살 만큼 땅을 가진 부자 영감이 있었다. 그런데 이 영감은 '사촌이 땅 사면 배가 아픈' 전형적인 욕심쟁이라 늘 남보다 더 많은 땅을 가지는 것이 소원이었다. 그래 밥을 덜 먹어 가면서까지 돈을 아껴서 땅을 사들였고 날마다 마을 앞 서낭당에 가서 신령에게 비는 소원이 '조선 제일가는 땅 부자가 되게 해 주십시오'였다. 어찌 보면 괘씸한 소원이요, 제 욕심만 채우자는 부질없는 짓이었으나 하도 간절히 비는지라 마침내 신령님이 그의 청을 들어주기로 하였다.

　어느 날 부자가 여느 날과 다름없이 서낭당에 가서 '조선 제일가는 땅 부자가 되게 해 주십시오' 하고 손을 비비는데 갑자기 '펑' 하는 소리와 함께 허연 백발과 수염을 날리는 신령이 나타났다.

　"네 정성이 하도 기특해서 내가 네 소원을 이루어 주러 왔노라."

세상에 이런 기막힌 일이 어디 있단 말인가. 혹시 꿈이 아닌가 해서 허벅지를 꼬집어 보았지만 얼얼하게 아픈 게 분명 꿈은 아니었다.

"시, 신령님 고, 고맙습니다. 저에게 땅을 얼마나 주시려는지요?"

"따라 오너라. 저 높은 곳으로 가자."

부자 영감을 앞장 세워 동네 뒷산 꼭대기에 오른 신령님이 말했다.

"여기서 네 눈에 보이는 것은 다 네 땅이 될 수 있다. 다만 오늘 하루 낮 동안 네가 발로 걸어서 제자리로 돌아온 그 금 안이 모두 네 땅이다."

세상에! 발로 걸어서 주욱 금 긋는 곳이 다 내 땅이라니! 그래도 부자 영감은 이에 만족하지 않고 재빨리 머리를 굴렸다.

"신령님, 꼭 걸어야만 합니까? 혹시 달음박질을 치면 안 될까요?"

"허허허, 그래도 되지. 허나…."

신령님의 얼굴에 불쌍하다는 표정이 살짝 스쳐 갔으나 부자 영감은 알아채지 못했다.

"허나 꼭 제자리로 돌아와서 금을 이어 붙여야 한다. 그렇지 않으면 아무 소용이 없느니라. 명심해라. 그럼 어서 가 보거라."

"예!"

부자 영감은 나는 듯이 달음박질을 치기 시작했다. 김 초시네 논, 박 첨지네 밭, 뺑덕어멈 텃밭까지 모두모두 지나서 건너 마을 최 부자네 논까지 이르렀을 때는 숨이 턱에 차올라 가슴이 터질 듯이 아파오기 시작했다. '아이구, 이러다 내가 숨 넘어가지. 좀 천천히 걸어서 갈까?' 부자 영감은 힘든 나머지 슬슬 걸어갈 생각도 했지만 이내 생각이 바뀌었다. '아니지. 기회는 오늘뿐이지 않은가? 한 사나흘 자리보전할 생각하고 어떡하든지 넓게 돌아야 해. 암 그렇지 그렇구 말구.'

조선에서 제일가는 땅 부자가 되자는데 걸어서야 될 말인가. 그러나 사람의 힘에는 한계가 있는 법. 해가 서산으로 넘어가려 할 때쯤 드디어 부자 영감은 저 멀리 신령님이 보이는 곳까지 이르렀다.

"조금만 더, 조금만…."

부자 영감은 아침에 펄펄 날다가, 한낮에는 뛰다 걷다 하다가, 해질녘에는 걷다 서다 하다가, 제자리에 거의 다 와서는 기다 엎어졌다를 반복하더니 결국 제자리를 몇 발짝 남겨 놓은 곳에서 숨이 넘어가고 말았다.

조선에서 제일가는 땅 부자가 되기 위해 가급적 넓은 땅을 차지하려 했던 부자 영감은 결국 한 평도 안 되는 차디찬 무덤 자리만 차지하고 말았다.

과유불급過猶不及이 절실한 시대

부자 영감 이야기를 읽으면서 독자들은 어떤 생각이 들었을까? 대부분 '나라면 그렇게 어리석지 않지. 죽지는 않을 정도로 잽싸게 움직이면서도 최대한 땅을 차지하는 쪽으로 현명하게 반경을 잡았을 것'이라고 생각하리라.

여기서 마이크를 잠깐 무덤 속의 부자 영감에게 넘겨보자.

"아, 나도 똑같은 생각이었지. 그런데 이쯤이면 되겠다 하고 판단한 지점이 너무 멀게 잡았더라니까… 그렇게 힘들 줄 알았나."

그렇다. 누구나 생각은 똑같은데 실천이 안 되는 것이다. 거의 모든 것이 그렇다. 적당한 지점에서 발길을 돌리기가 매우 어렵다. 앞으로만 달려 나간다. 왜 그럴까? 바로 욕심 때문이다.

현대는 과유불급의 지혜가 필요한 시대이다.

'죽지 않을 정도로 잽싸게 움직이면서도 최대한 땅을 차지하는 쪽으로 현명하게 반경을 잡을 생각' 대신 '더 차지하고 싶을 때 모자란 듯하지만 돌아서는 현명함'이 절실한 시대이다.

요즘 얼굴을 예쁘게 보이기 위해 받는 성형 수술도 마찬가지다. 한번 성형 수술을 해보면 더 예뻐지기 위해 다른 부분에 또 칼을 대게 된다고 한다. 극단적인 사례이지만 몇 년 전 공영 방송에 보도되어 화제와 충격을 몰고 왔던 '선풍기 아줌마'가 좋은 본보기이다. 이전 얼굴 사진을 보면 상당한 미인임에도 불구하고 더 예뻐지기 위해 계속 성형을 했다는 것이다. 최근에는 성형 중독에 걸린 18세 남학생이 TV에 등장해 "아직도 내 얼굴이 마음에 들지 않는다. 완벽한 얼굴이 될 때까지 수술할 것"이라고 밝혀 MC들이 만류하기도 했다.

이처럼 권력도, 외모도, 돈도 모든 것의 끝이 어딘 줄 모르고 치닫기만 함으로써 분수에 맞는 적절한 행복을 누리지 못하는 것이 현대인들이다. 지나친 것보다 조금 모자란 것이 행복으로 가는 지름길이라는 사실을 모두가 절실히 느꼈으면 하는 바람이다.

이롭지 않은 먹거리는 없다

이야기가 길어졌는데 음식도 마찬가지이다. 무엇을 먹고 안 먹고는 그렇게 중요하지 않다는 것이 필자의 지론이다. 중요한 것은 얼마를 먹는가이다. 아무리 맛난 것, 아무리 몸에 좋은 것도 알맞게 먹어야 한다. 아니 정확히 말하면 조금 부족한 듯 먹어야 한다는 것이다.

타고난 독초를 제외하고 그 자체가 인체에 독이 되는 자연식품은 거의 없다. 이 병, 저 병에 이롭지 못한 음식으로 치부하고 '이걸 먹지 마시오', '저걸 들지 마시오' 하는 것이 오히려 영양 불균형을 초래해 건강을 악화시킬 수 있다.

다시 한번 말하거니와 중요한 것은 적당한 양이다. 흔히 하는 농담 중에 '야, 야 먹고 죽은 귀신은 때깔도 좋다더라'는 말이 있다. 몸이 좋지 않다며 술을 사양할 때

동료들이 강권하면서 하는 말이다. 글쎄 먹고 죽은 귀신이 실제로 때깔이 좋은지는 필자도 본 적이 없어서 잘 모르겠다. 그래도 정확히 표현하자면 '적당히 먹고 죽은 귀신이 때깔도 좋더라'가 더 맞는 말일 것 같다.

편강탕을 복용하는 데 기피 음식을 두지 않음으로 해서 의아하게 생각하는 분들이 계신데, 아무런 걱정도 할 필요가 없다. '과유불급', 이 네 글자가 필자의 먹거리 철학이기 때문에 적당한 양이라면 먹고 싶은 것을 참지 않아도 되며, 약효에 대한 것은 전혀 걱정하지 않아도 되는 것이다.

기피 음식이 없다는 이야기는 반대로 약효를 높이기 위해 꼭 먹어야 하는 음식도 없다는 뜻이다. 다시 말하면 음식을 가리지 않는다는 뜻이다. 무엇을 먹어야 되는 분이나, 먹지 못하는 분이나 상관없이 누구든지 편하게 복용할 수 있도록 만들어진 것이 편강탕이다.

단, 자연의 순리가 아닌 인간의 미각과 편리를 위해 임의로 빚어낸 화학적 산물은 좋지 않다. 담배는 끊고 술과 화학조미료가 듬뿍 들어간 인스턴트식품은 줄여야 마땅하다.

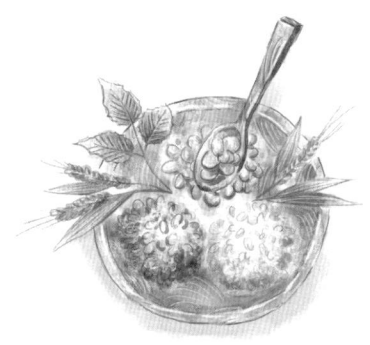

살아온 이력이
병을 만든다

나무꾼의 세 가지 소원

　조선 제일의 땅 부자가 되기 위해 서낭당에 빌고 빌다 드디어 신령님을 만난 욕심쟁이 부자 영감의 이야기는 바람을 타고 솔솔 번져 나갔다. 어느 누구도 본 사람이 없었을 터인데 소문이 번진다는 것은 신기한 일이지만 세상에는 그런 일이 많다. 그래서 '낮말은 새가 듣고 밤말은 쥐가 듣는다'고 하는 것일까.

　어쨌든 그 부자 영감이 살던 이웃 마을에 세상 신기한 일에 관심이 많은 한 나무꾼 총각이 있었다. 그도 이 이야기를 전해 들었다. 하지만 아무도 그 일을 직접 본 사람이 없다 하니 이 나무꾼은 반신반의 하면서도 사람들 몰래 날마다 서낭당에 가서 '저에게도 나타나셔서 소원을 들어 달라'고 기도하였다. 신령님은 바쁘기도 하지만 지난번에 부자 영감의 죽음을 본 터라 걱정이 되어서 이번에는 모른 체 하고 쳐다보지도 않을 작정이었다. 그런데 이 총각이 어찌나 질긴지 눈이 오나 비가 오나 서낭당에 와서 두 손을 비벼대는 것이었다. 드디어 섣달 열흘,

백일이 되던 날 마음 약한 신령님은 그 정성에 감복하여 그만 '펑!' 하고 다시 모습을 드러내게 되었다.

"네 정성이 실로 갸륵하구나. 너의 소원을 들어주마. 그러나 무한정 들어 줄 수는 없는 노릇, 딱 세 가지만 들어주겠다. 내가 무척 바쁘니 나에게 이야기할 수 있는 기회를 단 세 번만 준다. 그러니 명심해서 어디 말해 보거라."

갑작스런 신령님의 출현에 놀란 총각은 그만 어안이 벙벙하여 얼떨결에 소리쳤다.

"정말 신령님이 맞습니까?"

"그렇다."

"왜 세 가지 소원만 들어주는 겁니까?"

"그것은 내 마음이다."

"몇 가지 더 말하면 안 될까요?"

"안 되느니라, 그럼."

'펑!' 하더니 신령님은 연기처럼 사라져 버렸다. 아니 이제 막 소원을 이야기하려는 참인데 사라져 버리다니! 총각은 그 이유를 알 수가 없었다. 총각은 정신이 없는 나머지 신령님이 '세 번 이야기할 수 있는 기회를 준다'는 말에는 신경을 쓰지 않았던 것이다. 그 신령이 만일 진짜 신령이 아니었다면 어떻게 하든 나무꾼을 믿게 하려고 미주알고주알 이야기를 다 들어주었을 터이지만 진짜 고수는 간단명료한 법이다.

당신의 몸이 건강 이력서다

필자는 편강한의원을 찾아오는 환자들 중 필요한 사람들만 맥을 짚는다. 그러다 보니 일부 환자들 사이에서 '한의사가 진맥도 하지 않다니 엉터리 아냐?' 하는 이야기가 돌아다닌다는 것을 알고 있다.

편강한의원은 일반 환자도 있지만 대부분 입소문을 듣고 찾아오는 사람들이 많다. 즉 호흡기 질환이나 피부 질환 등 각종 폐 질환에서 일가를 이루고 있는 터라 그러한 쪽의 환자들이 찾아오는 경우가 대부분이라는 것이다. 이미 15만 명이 넘는 치료 사례를 가지고 있는 나로서는 어떤 경우에는 들어서는 환자의 발걸음과 숨소리, 안색만 봐도 상태를 알 수 있다. 진맥이라고 하는 것은 맥이 뛰는 상태를 점검함으로써 건강 상태를 판단하고자 하는 것인데, 굳이 맥을 짚지 않아도 얼굴을 마주하면 그동안의 삶의 이력과 건강 상태가 훤히 보이는 경우가 다반사다. 사람의 몸은 정직한 삶의 이력서이기 때문이다.

특히 아토피나 비염, 천식, 폐기종, 폐섬유화, 기관지 확장증 같은 고질적인 폐 계통 질환 환자들은 이미 다른 병의원을 거쳐도 상태가 호전되지 않아 마지막 보루로 편강한의원을 찾는 경우가 많다. 이들은 이미 자신의 상태를 잘 알고 있고, 나의 역할은 이들의 고통을 들어주고, 근본적인 치료법을 제안하며, 치료 과정에서 나타나는 명현현상을 극복하고 완치에 이를 수 있도록 독려하는 것으로 자연스럽게 옮아간다.

중요한 것은 본론이다. 신령님을 앞에다 두고도 "정말 신령님입니까"라고 우문을 던져 소중한 시간과 기회를 날려버린 나무꾼처럼 되어서는 안 된다. 편강은 지엽말단 보다도 근본적인 치유, 통치방通治方을 지향하기 때문에 맥을 짚는 행위 자체에 얽매이지 않고 처방도 간단명료하다.

질병은 생활 습관을 바꾸라는 옐로카드

한의원에 내원하는 중년과 노년층에 부쩍 늘어난 질병이 있다. 바로 만성 폐쇄성 폐질환이다. 양방에서는 5년 생존율을 거론할 정도로 중증이고, 더 이상 악화되지 않도록 막는 것이 최선이라 말할 정도로 손을 대지 못한다.

특별히 젊은 시절 결핵을 앓았거나 폐 기능이 약한 가족력을 물려받은 사람들을 제외하고 대부분의 만성 폐쇄성 폐질환 환자들은 수십 년간 담배를 피웠거나 대기오염이 심한 직업이나 주거 환경에 노출되어 있는 경우가 많다. 물론 스트레스도 적잖은 영향을 미친다.

폐기종과 기관지 확장증을 묶어 만성 폐쇄성 폐질환慢性閉鎖性肺疾患, Chronic Obstructive Pulmonary Disease이라고도 하는데, 말 그대로 호흡된 공기의 흐름에 만성적인 폐쇄가 이루어져 호흡이 원활하지 못한 상태를 말한다.

30년 넘게 담배를 피워온 오승주 씨(77세)는 기도가 좁아지고 폐 기능이 떨어져 호흡기도 써보고 약도 먹어 보는 등 여러 치료를 했지만 전혀 나을 기미가 없었다. 무엇보다 기침 한 번 하면 얼굴이 빨개지고 숨이 차올라 앰뷸런스도 타고 숨넘어갈 듯한 증상이 밤늦게까지 계속되어 숙면을 취하지 못했다. 유명 대학 병원을 비롯해 수많은 병원에 가 보았지만 독한 약만 처방해 효과도 없이 내장 기관만 상해 실망하다가 점점 몸 상태가 나빠져 편강한의원을 찾게 되었다.

40년간 담배를 피워온 이시진 씨(63세)도 2년 전 만성 폐쇄성 폐질환 진단을 받았다. 양의사는 나빠진 폐 기능의 회복은 불가능하고 단지 금연을 하면 나빠지는 속도를 담배를 피우지 않은 사람 수준에 가깝게 낮출 수 있다는 말만 했다고 한다. 담배를 끊고 평일에는 30분씩 가벼운 운동을 했고, 토요일에는 등산도 했다. 그렇게 1년 6개월을 보냈지만 폐 검진 결과 호전된 점이 없었다. 그러다 우연히 이선우 작가의 담도암 투병기 〈내 인생의 4악장은 암과의 동행〉을 읽고 '바로 이것이다'란 직감이 들어 편강한의원에 내원하였다.

젊은 혈기만 믿고 오랜 세월 담배와 술로 스트레스를 풀어온 직장인들에게 나이 마흔이 넘으면 찾아오는 것이 중증 폐 질환이다. 흡연은 폐에 쓰레기를 버리는 행위와 같다. 수십 년 동안 하루도 거르지 않고 폐에 니코틴을 무단 투기한 셈이니 산소교환을 담당하는 폐포가 망가지지 않는 게 이상한 것이다.

다행히 위에 언급한 두 명은 늦게나마 몸이 보낸 옐로카드를 인지하고 결단력 있게 담배를 끊고 폐 기능 향상을 위한 운동과 한약 요법을 병행하여 치료에 성공하였다. 하지만 이들처럼 적절한 치료법을 찾지 못하거나 중독이 심해 담배를 끊지 못하는 사람은 폐암으로 전이될 수 있다.

따라서 몸이 보내는 기침과 가래, 호흡 곤란 등의 이상 신호를 간과해서는 안 된다. 특히 먼지가 많은 반지하나 지하철, 공사장 등에서 하루의 대부분을 보내는 사람의 경우 등산이나 유산소 운동을 통해 지속적으로 심폐 기능 강화에 힘씀은 물론 청폐淸肺한약으로 폐에 쌓인 열을 내려줘야 장수할 수 있다.

오승주 씨는 1년 동안 편강탕 복용과 유산소 운동을 병행하여 숨넘어갈 듯한 증상이 없어지고 기침과 가래가 줄면서 숨소리가 깨끗해졌고, 식성도 되찾아 완치가 눈앞에 있다. 만성 폐쇄성 폐질환 진단으로 절망하던 이시진 씨도 한약 치료 10개월 만에 굴지의 S병원에서 폐 기능 검사 결과 완치 판정을 받아 양의사들도 놀라워했다고 한다.

반드시 이겨 내야 할
치료의 고통

물소리가 들리는 그림 이야기

　옛날 시골의 어떤 부자가 금병풍을 사들였다. 그런데 워낙 비싼 병풍이라 누구도 선뜻 그림을 그리겠다고 나서는 화공이 없었다. 빈 병풍으로 둔 지가 오래되자 부자는 생각다 못해 천하에 재주 있는 화공을 구한다는 방을 붙이기에 이르렀다.
　어느 날 이 소식을 들은 배짱 좋은 거지 하나가 부자를 찾아왔다. 산속에 들어가 그림 공부를 한 지 만 10년, 경지를 터득하고 막 내려오는 길인데 마침 금병풍이 있다 하니 그림을 한 번 그려 보겠다고 자신을 소개했다. 부자는 근본을 알 수 없는 자의 말을 액면 그대로 믿을 수 없었으나 워낙 큰 소리를 치는지라 한 번 맡겨보기로 했다. 만약 그림이 제대로 안되었을 경우에는 목숨을 내놓겠다는 약조를 받았다.
　거지는 석 달 열흘 동안 정성을 들인 뒤에 그림을 그려야 한다고 말하고는 밤낮으로 좋은 음식과 술로 시간을 보냈다. 굶기를 밥 먹듯 하던 신세인지라 나중에야 어떻게 되든 맘껏 먹고 마시기나 해보려고 거짓말을 했던 것이다. 그러나 막상 산해진미를 먹으면서도 백일 뒤에 그림을 어떻게 그릴 지에 대한 걱정으로 하루하루가 바늘방석이었다. 더구나 그림을 그려야 될 날이 다가오자 아예 잠을 못 이루고 밤을 꼬박 새면서 그림 생각만 하게 되었다.

드디어 백 일째 날이 밝았다. 거지는 부잣집 뒷산에 금줄을 쳐놓고 잡인이 들어오면 안 된다고 단단히 이른 뒤 멀찍이 올라가서 병풍을 펴놓고는 먹을 갈기 시작하였다. 산 밑에서 바라보는 부자와 사람들은 긴장으로 침이 꼴깍꼴깍 넘어갔다. 드디어 거지가 붓에 먹을 듬뿍 묻히더니 일필휘지 세로로 세 줄을 내리 긋고는 붓을 내던진 뒤 벼락같이 산속으로 도망쳐 버렸다. 그제야 속은 줄 안 부자는 노발대발 하인들을 독촉해 쫓았으나 거지는 온데간데없이 사라져 버린 뒤였다. 할 수 없이 세 줄이 그어진 금병풍을 들고 돌아와서 다락 속에 처박아 두었다.

그런데 그 날부터 밤 12시만 되면 다락 속에서 맑은 시냇물이 흐르는 소리가 들려왔다. 필시 병풍 속에서 나는 소리이기는 한데 연유를 알 수 없어 인근의 고명한 스님을 모셔 설명을 듣기로 했다.

부잣집에서 하루를 머문 스님은 다음 날 그 병풍을 꺼내서 이리저리 살펴 본 뒤 다음과 같이 말했다.

"이 그림을 그린 화공은 경지가 매우 높은 분인 것 같소. 적어도 백일 이상을 이 그림에 대해 생각하고, 쌓인 기氣를 마침내 한 순간에 쏟아부어 내 천川 자를 썼구려. 그러한 연유로 화공의 기가 이 그림으로 들어가 자정이 되면 글자가 살아서 물소리를 내는 것이오."

한의학에서는 살아있는 현상을 정精, 신神, 기氣 세 가지로 본다. 정이란 태어날 때 하늘로부터 받은 것이요, 신이란 그것을 받아 움직이며 생각하는 언동이요, 기란 그러한 현상을 유지하게 하는 실제적인 원동력이다.

흔히 동양화 한 폭에서도 작가의 정, 신, 기 삼자가 살아 생동하는가를 평가

하는데 이 이야기는 그 점을 재미있게 표현한 것이다. 어디 그림뿐이랴? 사람의 몸을 건강하게 치유하고자 하는 약제 복용에도 똑같은 집중이 필요하다. 그렇지 않으면 약이 입으로 들어가되 정, 신, 기와는 따로 놀아서 효과가 떨어지게 된다.

많은 사람들이 편강탕으로 건강을 되찾았다고 감사 편지를 보내올 때, 특히 심한 아토피와 같은 고질병을 고친 사람들이 진심 어린 감사 편지를 보내올 때 한의사로서 무한한 보람을 느낀다. 그런 분들을 대하면서 이야기를 나누어 보면 한결같은 공통점이 있다. 그것은 바로 편강탕의 약효를 깊이 신뢰하고 꾸준히 복용했다는 것이며, 복용 기간 중 생활 수칙을 철저하게 지켰다는 것이다.

간혹 이런저런 이유로 인해서 편강탕을 복용하면서도 지켜야 할 수칙을 제대로 지키지 않아 치유의 문턱에서 주저앉고 마는 분들을 보게 된다. 질병이 심한 만큼 치유의 길이 멀고 어렵다는 것은 자명한 일이기에 안타까움을 금할 수 없다. 사실 멀고 어렵다고 표현은 했지만, 먹기 쉽고 음식을 가리지 않는 편강탕의 특성상 그렇게 어려운 것은 아니다. 몇 가지 중요한 점만 잘 지킨다면 누구나 약효를 극대화하여 좋은 결과를 볼 수 있다.

본론을 이야기하기 전에 잠깐 다른 이야기를 두 개 더 해보자.

워런 버핏과 마법의 시간

100달러를 60조로 불린 이 시대 투자의 귀재가 있다. 바로 워런 버핏 Warren Buffett 이다. 버핏은 열 살 때부터 아버지가 일하던 증권 회사에서 주가를 기록하는 일을 하면서 틈틈이 용돈을 모았다. 참고 기다리면 마법의 시간이 재산을 눈덩이처럼 키워주는 신비한 원리를 일찍부터 터득한 것이다.

열두 살 어린 나이에 버핏은 누나인 도리스와 동업해 '시티스 서비스'의 우선주를 각자 3주씩 주당 38.25달러에 사들인 뒤 얼마 되지 않아 주당 40달러에 팔아 각자 5달러씩의 이익을 올렸다. 버핏은 누나의 조급함에 시달려 그 주식을 팔았는데, 오래가지 않아 이 주식은 200달러를 넘어섰다고 한다. 이 투자를 통해 그는 세 가지 교훈을 얻었다. 첫째, 투자한 돈에 너무 집착하지 않는다. 둘째, 작은 이익만 덥석 얻고 물러나서는 안 된다. 셋째, 성공에 대한 확신이 없으면 다른 사람의 돈을 맡아서 투자하지 않는다.

겨우 열두 살에 그는 기다림의 가치를 확신하게 된 것이다. 버핏은 1년 미만으로 보유하다가 매도한 주식에 대해서는 정부에서 자본 소득세를 부과해야 한다고 농담할 정도로 철저히 장기 투자를 주장했다.

투자를 해 본 사람이면 기다림이 얼마나 어려운 일인지 알 것이다. 그러나 그는 투철한 인내심으로 적어도 10년 이상 오랜 기간 실적이 좋았던 회사가 일시적으로 나빠질 때 투자했다. 장기적으로 전망이 밝은 회사를 좋아했고, 특히 10~30년 동안 좋아질 만한 회사를 찾았는데, 그것을 판단하는 기준은 최고 경영자 CEO의 경영 능력이었다. 솔직한 사람, 오랜 기간 검증된 실적을 가진 CEO를 좋아했고, 회사를 인수할 때에도 CEO가 남아 있는 조건으로 투자했다. 장기적인 회사를 보는 안목을 갖추고, 철저한 분석과 끈질긴 인내심 덕분에 그의 가치 투자는 30년이란 긴 세월 내내 꾸준히 홈런을 날릴 수 있었다.

강태공과 마시멜로 이야기

한가하게 낚시하는 사람을 보면 우리는 "강태공이 따로 없군" 하고 말한다. 그러나 강태공이 팔십 평생 낚시만 하다 어느 날 느닷없이 문왕 文王을 만나 은나라를 멸하고 주를 세운 것이 아니다.

맑은 물에 빈 낚싯대를 드리우면서도 그는 철저하게 미래를 계획했다. '육도삼략六韜三略'이란 병서가 그 증거다. 그의 재주는 전국시대부터 회자되었다. 새로운 세계를 열기 위해 오늘의 현상을 주의 깊게 관찰하고 내일의 꿈을 면밀히 다지면서 참고 기다린 끝에 문왕의 초빙을 받아 그의 스승이 되었다. 그리고 무왕을 도와 상나라 주왕을 멸망시켜 천하를 평정하여 그 공으로 제나라 제후에 봉해져 시조가 된 것이다.

강태공처럼 기다림이 미래에 어떤 영향을 미치는지 욕망과 자제심에 관한 하나의 실험이 있다. 바로 마시멜로marshmallow 이야기다. 성공한 주인공 조나단이 자신의 경험을 운전기사인 찰리에게 들려주는 형식으로 되어있는 〈마시멜로 이야기〉는 2005년 우리나라에도 번역 출간되어 큰 반향을 불러 일으켰다.

네 살 정도의 어린 아이들 600명을 한 명씩 각각 다른 방에 배치하고 어린이 앞에 마시멜로 한 개를 놓은 다음 15분 뒤 돌아올 테니 그때까지 놓아둔 마시멜로를 먹지 않고 참는다면 상으로 마시멜로를 한 개 더 주겠다고 교사는 말한다.

씹을 때 쫀득쫀득한 감촉과 달콤한 맛이 일품인 마시멜로는 서양 아이들이 제일 좋아하는 캔디다. 네 살짜리 어린이에게 15분은 결코 짧지 않은 시간이다. 일부 어린이는 참지 못해 먹어 버렸고, 어렵게 참아내 한 개를 더 받은 아이들도 있었다.

10년 후 소재 파악이 된 200여 명의 재능과 장점을 연구한 결과가 발표되었다. 주인공 조나단은 이렇게 말한다.

"15분을 기다려 마시멜로를 한 개 더 상으로 받은 아이들과 15분을 참지 못해 탁자 위 마시멜로를 먹어 치우고 만 아이들의 10년 성장 과정을 상호 비교한 연구 결과는 흥미 그 자체였다네. 15분을 참았던 아이들이 그렇지 못한 아이들보다 학업 성적이 뛰어났지. 또한 친구들과의 관계도 훨씬 원만하고, 스트레스를 효과적으로 관리하고 있다는 사실이 밝혀졌다네. 놀랍지 않은가? 겨우 15분이었지만 눈앞의 마시멜로에 만족한 아이보다는 한순간의 유혹을 참고 기다렸던 아이들이 성공적으로 성장하고 있었다는 사실!"

질병 치료에 있어서도 마찬가지다. 신중하게 고려해 치료법을 선택하고, 원인 치료를 위한 처방을 받았다면 믿음과 확신, 인내로 처방을 따르도록 노력해야 완치에 이를 수 있다. 그렇다고 종교처럼 맹신하라는 것은 아니다. 수많은 완치자들의 사례를 보고 나도 저들처럼 나을 것이라는 확신을 가지고 최선을 다해 치료에 임하라는 것이다.

편강한의원에 내원한 환자들은 용하다는 의원이나 약재를 찾아 여러 곳을 다닌 끝에 편강탕 이야기를 듣고 오는 경우가 많다. 이런 분들이 빠지기 쉬운 함정은 편강탕을 용하다는 약 중의 하나One of them로 생각하는 것이다. 편강탕이 그런 약들 중 하나였으면 지금과 같은 수십만 건의 치료 사례와 해외에서까지 인정받는 성과가 어떻게 가능했을까.

40여 년의 임상 사례가 입증하는 편강탕의 효능을 바로 보고, 나도 나을 것이라는 확신을 가지고 복용해야 한다. 특히 아토피 환자의 경우 명현현상을 겪어 독소와 노폐물을 배출하는 과정이 필연적으로 따라오는데, 이를 참지 못하고 중도에 치료를 포기하여 평생을 악화와 재발의 고통 속에서 사는 사람들이 많다.

현재의 만족을 위해 마시멜로를 먹어 버린 아이와 미래의 더 큰 성과를 위해 현재를 인내해 더 많은 마시멜로를 얻은 아이 중 어떤 사람이 되고 싶은지 선택은 당신의 몫이다.

증상이 심해져야 낫는다

편강탕을 복용하면서 많은 사람들이 경험하는 것이 바로 '명현현상'일 것이다. 한의학에서는 '호전반응'이라고도 하는데, 허약하거나 질병으로 인해 균형을 잃었던 몸이 정상화되는 과정에서 일시적으로 증상이 악화되거나 엉뚱한 반응이 나타나기도 하는 것을 말한다. 동양 의학에서는 '명현이 없으면 병이 낫지 않는다'라고 할 정도로 오랫동안 앓아 왔던 병이 낫기 위한 필수적인 과정으로 이해하고 있다.

명현현상의 대부분은 좋지 않았던 몸이 새롭게 질서를 잡으면서 몸속의 나쁜 기운이 나올 때 나타나는 증상이다. 이것이 과학적으로 증명되지 않았기 때문에 그동안 한방에서만 주장해 오던 학설에 지나지 않다고 비하해 온 것도 사실이다. 그런데 최근 들어 자연의학계에서는 명현현상을 '치유의 위기Crisis for Healing'로 부르며 새로운 시각으로 바라보고 있다. 이는 치유 과정에서 중단할지도 모르는 위기의 순간을 말하는 것으로, 이 위기를 잘 견뎌야 질병으로부터 건강을 지켜 나갈 수 있다는 뜻이다.

명현현상이 나타나는 것은 현재의 치료법이 잘 듣고 있다는 뜻으로 받아들일 수 있다. 증세가 가벼운 사람은 명현현상이 일찍 시작되었다가 빨리 끝나지만, 증세가 심각한 사람의 경우 늦게 시작되었다가 오래간다. 그렇기 때문에 중증인 사람에게 명현현상은 고통스러울 수도 있다. 처음에는 가볍게 나타났다가 조금 지나면 아주 심해지고 그 다음에 차츰차츰 없어지는 것이다. 몸 안에 축적된 독소와 노폐물이 많을수록, 스테로이드나 항히스타민제 같은 화학약품을 장기간 사용했을 경우 그 사용량에 비례해 명현현상도 심해지고, 그만큼 치료 기간도 길어진다. 이러한 치료의 위기를 발한을 유도하는 운동과 규칙적인 생활 습관, 꾸준한 한약 요법으로 슬기롭게 극복한다면 번데기에서 아름다운 나비로 탈바꿈할 것이다.

부지런히 땀 흘려야 낫는다

　한의학에는 '폐주피모肺主皮毛'라 하여 폐가 피부와 털을 주관한다는 이론이 있다. 작은 호흡기인 피부는 큰 호흡기인 폐의 명령에 따르는데, 아토피, 여드름, 기미, 검버섯 등과 같은 피부 질환은 폐호흡 악화로 피부 밑에 노폐물이 쌓여 피부호흡도 원활하게 이루어지지 않아서 생기는 병이다.

　피부에는 털구멍과 땀구멍이 있는데, 털구멍으로는 기름 쓰레기를 버리고, 땀구멍으로는 물 쓰레기를 버린다. 여기서 중요한 것은 털구멍은 편강탕으로 열 수 있지만, 땀구멍은 환자 스스로 사우나 찜질방, 등산 등을 통해 함께 열어 주어야 독소와 노폐물 배출이 수월해져 치료 효과를 높일 수 있다는 점이다.

　스테로이드를 많이 썼다면 몸속에 스며든 것을 모두 녹여내고 씻어내야 하므로 그만큼 시간이 더 걸린다. 스테로이드를 바르거나 먹었을 때 일시적으로 피부가 좋아진 것처럼 보이는 것은 털구멍과 땀구멍을 일시적으로 닫기 때문이다. 그러나 피부 밑에는 노폐물과 독소가 삼겹살, 오겹살처럼 쌓여 출렁거리고 틈새로 올라온다. 세게 긁으면 피투성이가 되고 만다.

　이 경우 대책은 두 가지다. 첫째 다시 닫는 것, 둘째 여는 것이다. 출렁출렁하는 것을 꽉 닫으면 못 올라온다. 긁지도 않고 좋아지는 듯 보이지만 밑에서는 부글부글 온몸으로 번지고 다음번엔 더 세게 닫아야 한다. 밀고 닫고의 끝없는 싸움이 스테로이드와 피부의 싸움이다. 이렇게 대증 요법에 급급하다 보면 고혈압과 당뇨 증세가 나타나고 다음으로 녹내장이 찾아온다. 이때야 비로소 "내가 지옥행 열차를 탔구나!" 생각하게 된다. 이때 편강열차를 타면 다시 돌아올 수 있다. 다만 시일이 오래 걸릴 뿐이다. 그동안 축적된 스테로이드까지 녹여내고 씻어내야 하기 때문이다.

　특히 아토피는 털구멍과 땀구멍이 막혀서 생기는 병이므로 두 구멍을 활짝 열어서 독소와 노폐물을 배출해야 완치할 수 있다. 등산, 수영, 자전거 타기, 줄넘기 등 유산소 운동을 통해 땀을 흘리는 것이 가장 좋다. 이것이 어렵다면 불가마 사우나 숯가마 찜질방 등을 이용해 땀을 흘려도 좋다. 문제는 땀을 내려면 체온이 올라가야 하고 체온이 올라가면 아토피의 가려움증이 더 심해진다는 것인데, 이것을 두려워해서 땀을 흘리지 않고 그대로 두면 치료 기간은 더 늘어날 수밖에 없다.

 명현현상을 두려워하지 말고 정면 돌파하라. 방법은 단 하나, 부지런히 땀 흘리는 것이다. 땀구멍을 활짝 열어 독소를 배출해야 편강탕으로 털구멍과 약간의 땀구멍만 여는 것보다 신속하게 완치에 다다를 수 있다.

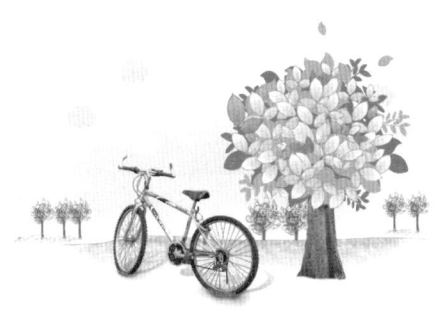

오해와 이해 사이

상군商君의 변법變法

　성경을 보면 자기 손으로 직접 예수를 만져보지 않고는 못 믿겠다고 말해 의심 많은 자의 대표격으로 거론되는 토마스Thomas라는 제자 이야기가 나온다. 인간사를 초월하는 부활 이야기이므로 못 믿겠다고 한 토마스가 오히려 인간적으로 솔직하지 않았나 하는 생각도 들지만 어느 시대 어느 곳이고 '믿지 못하는 사람들'은 항시 있게 마련이다.

　기원전 4세기 중국은 제후가 천하를 다투는 전국7웅戰國七雄 시대로 접어든다. 세 치 혀 하나로 재상을 꿰차는 합종연횡合從連橫이 난무하고, 비수 한 자루에 인생을 거는 낭만자객들이 그득한 시대였다. 기원전 354년 진秦나라는 공손앙公孫鞅을 재상으로 등용하여 강력한 부국강병책을 시행하게 된다. 엄격한 통제 아래 사회 기강을 바로잡는 시책이었는데 문제는 백성들이 새로운 정책을 믿으려 하지 않는다는 것이었다.

그래서 공손앙이 한 계책을 생각해 냈다. 진나라 수도의 남문 광장에 나무 기둥을 하나 세워 놓고 '이 기둥을 북문 광장으로 옮기는 자에게는 십금十金을 주겠다'고 방을 써 붙인 것이다. 그러나 나무 기둥 하나를 옮기는 데 돈을 준다는 말을 장난으로 생각한 백성들은 아무도 나서지 않았다. 이번에는 '이 기둥을 북문 광장으로 옮기는 자에게는 오십금五十金을 주겠다'고 써 붙였다. 한 사람이 나서서 '밑져야 본전'이라는 심정으로 나무 기둥을 옮겼는데 바로 나라에서 오십금이 지급되니 이후로 나라의 법은 지켜지고 진 나라는 강국으로 변모하기 시작하였다. 공손앙이 나중에 상군商君에 봉해졌으므로 이 개혁을 가리켜 '상군의 변법'이라고 부르는 것이다.

인간은 어쩌면 '의심의 존재'인지도 모른다는 생각이 들 때가 많다. 수많은 치료 사례가 있음에도 불구하고 병원에 와서는 '정말로 아토피가 낫는 것인지 믿지 못하겠다. 만약에 낫지 않는다면 어쩌실 겁니까?'라고 묻는 환자들이 있다. 이들의 오해를 풀기 위해 왜 낫지 않는지부터 알아보자.

먹기만 하면 낫는 약이 아니다

앞에서도 언급했지만 편강탕에 대한 오해는 만병통치약처럼 생각해서 '세상에 만병통치약이 어디 있단 말인가'라고 의심하는 것, 그리고 먹기만 하면 낫는 약으로 생각하는 것이다. 편강탕은 결코 만병통치약이 아니다. 폐를 깨끗하게 해주는 청소부일 뿐이다. 폐를 깨끗이 하여 튼튼해진 편도만이 임파계의 왕 역할을 톡톡히 수행하여 인체의 전반적인 면역 체계를 강화시켜 수많은 병을 치료할 수 있다. 폐의 기능을 강화해 줌으로써 원기를 회복하고 백혈구의 식균 작용을 높여 여러 호흡기 질환과 피부 질환을 근치根治시키는 원인 치료에 목적을 둔다. 그 결과 뿌리가 제거되어 여러 증상이 함께 사라지는 것을 잘못 이해해 만병통치약으로 오인하는 것이다.

또 하나는 편강탕을 '먹기만 하면 낫는 약'으로 생각하는데 그렇지 않다는 것이다. 특히 아토피 환자의 경우 본인은 편한 대로 아무렇게나 지내면서 약을 먹기만 하면 병이 낫는다고 생각하면 치료는 더딜 수밖에 없다.

'줄탁동시'라는 말이 있다. 병아리가 알을 깨고 부화할 때의 모습을 나타낸 말이다. 병아리가 알에서 나오려면 밖에서 어미 닭이 알을 부리로 쪼아 주는 한편, 속에서 병아리가 부리로 알을 쪼아서 구멍을 뚫는 등 안팎에서 서로 쪼아야 한다는 뜻이다. 아토피도 이와 다름없다. 그동안 쌓였던 독소들을 몸 밖으로 배출하는 역할을 한약에만 의존하는 것이 아니라 환자 스스로도 꾸준한 운동을 통해 땀구멍을 열어 이를 도와야 함은 물론 새로운 독소와 노폐물이 축적되지 않도록 생활수칙을 지켜야 한다.

이러한 노력을 게을리 하거나 일시적인 진정 효과만 있을 뿐 장기적으로는 증상을 피부 밑으로 가둬 면역력을 손상시키고 아토피를 더욱 악화시키는 스테로이드제를 사용해 버리면 그동안의 노력은 물거품이 될 수 있다.

고수高手는 고수를 알아본다

몇 년 전 어느 젊은 여성 환자의 비염을 치료해 준 적이 있었다. 편강탕을 먹고 비염을 깨끗이 치료한 그 여성은 역시 30년 동안 비염을 앓고 있는 자기 아버지에게 편강탕을 권했다. 공교롭게도 그 여성의 아버지는 의사이자 서울대에 재직 중인 교수였다. 딸에게 편강탕에 대한 상세한 설명을 들은 그는 천천히 머리를 끄덕이더니 "네가 믿는 약이라면 기꺼이 임상 실험의 제물이 되겠다"라고 말했다고 한다. 국내 최고의 권위를 가진 대학의 교수이자 의사로서의 도도한 자존심이 느껴지는 한마디였다.

며칠 후 그가 당시 안산에 있던 필자의 한의원을 찾아왔다. 그는 한의원 앞에 차를 대지 않고 중간에 차를 세우더니 기사에게 "경건한 마음으로 걸어서 가겠다"고 말했다 한다. 그것은 자신의 비염 치료를 한방에 위탁하기로 마음먹은 양방 의사가 한의사에게 보여 줄 수 있는 최고의 성의였다. 나는 그 교수에게 비염 치료 과정을 자세히 설명했다. 그는 묵묵히 나의 설명을 듣고 있다가 이렇게 물었다.

"서울대 알레르기 클리닉에서 준 약은 어떻게 할까요?"

"끊어주세요."

그 후 몇 개월 만에 편강탕의 효과를 확인한 그는 역시 비염을 앓고 있는 처남과 미국에 있는 딸에게도 편강탕을 보냈다. 그 딸과 처남의 비염이 완치된 것은 물론이다. 그 교수에게서 전화가 왔는데, 그동안 흥미로운 일이 있었다며 다음과 같은 이야기를 해 주었다.

마약을 넣었다고?

스승의 날을 맞아 젊은 후배 교수들이 그 교수댁에 인사를 왔다. 차를 마시면서 그 교수가 말했다.

"내가 이번에 한약 먹고 비염이 나았어."

그 이야기를 하자마자 한 젊은 교수가 깜짝 놀라 소리쳤다.

"원장님, 위험합니다! 그 효과는 틀림없이 스테로이드 때문일 겁니다. 한약재 중에는 스테로이드 성분을 천연적으로 함유한 약이 얼마든지 있습니다. 틀림없이 일시적 효과일 겁니다. 마약을 넣었을지도 모르구요."

또 다른 후배가 말했다.

"교수님, 요즘 한약재에는 농약이 많이 묻어 있습니다. 특히 중국산 한약재를 써서 만든 한약을 먹으면 방부제를 먹는 거나 마찬가지입니다."

후배들의 이야기가 어찌나 완강한지, 그는 시험 삼아 서울대 도핑 센터에 편강탕 분석을 의뢰했다.

"오늘 그 결과가 나왔습니다."

나는 그저 빙긋이 웃으면서 그의 말이 이어지기를 기다렸다.

"편강탕 분석 결과… 스테로이드 없음, 농약 없음, 방부제 없음, 기타 중금속, 환경 호르몬, 마약 등 186개 유해 물질이 전혀 검출되지 않았습니다. 축하드립니다."

이렇게 해서 나는 돈 한 푼 들이지 않고 권위 있는 대학 연구소에서 편강탕 성분 분석을 성공적으로 마쳤다. 내가 직접 편강탕의 분석을 의뢰했다면 모르긴 몰라도 꽤 많은 비용이 들지 않았을까?

그는 편강탕의 성분을 의심했던 후배들에게 곧바로 전화해서 이렇게 말했다고 한다.

"이 사람들아, 한약이라고 해서 그렇게 함부로 말하면 쓰는가?"

그는 내가 이 책을 쓰는 중이라는 말을 듣고 이렇게 덧붙였다.

"원장님, 독자들에게 내 말도 좀 전해 주십시오. '안심하고 드십시오. 최고 권위의 양방 의사가 증명하는 한약입니다'라고 말입니다."

산이 높으면 골이 깊다던가. 편강탕의 치료 효과가 입소문을 타고 국내는 물론 해외에까지 번지기 시작하자 경이롭게 바라보며 격려를 해주는 사람들도 많았지만 질시와 의심의 눈초리를 보내는 이들도 있었다.

해외 진출을 위한 기반 확보와 안전성에 대한 여러 의문들을 확실하게 잠재우기 위해서 미국 FDA에 편강탕 성분 검사를 의뢰하기로 결심했다. 이미 서울대 도핑 센터에서 성분에 대한 분석을 마쳤지만, 우리 한의원에서 공식적으로 신청한 것이 아니고 해외에는 설득력이 약하기 때문이었다.

2006년 2월 1일 애타게 기다리던 결과가 나왔다. FDA의 공식 검사 기관인 Microback사의 책임자 Aurea Yogarajah의 정식 서명이 선명한 분석 결과서가 온 것이다. 그 내용은 '화학적, 생체분자학적 유독성 검사 Chemical, Biological Molecular and Toxicological Analysis'를 한 결과 '안전한 제품 safe product'으로 판명되었다는 것이었다.

멀고도 험한
공인公認제약의 길

잉꼬부부와 웬수

십여 년 전 개그맨 서세원과 신은정이 진행했던 '좋은 세상 만들기'라는 프로가 있었다. 농촌에 찾아가 노인들을 대상으로 여러 가지 재미있는 코너를 진행하는 프로였는데 당시 꽤 인기가 있었다.

그 중에 최성훈이라는 개그맨이 진행하는 '낱말 알아맞히기' 코너가 있었다. 두 사람이 마주보고 서서 한 사람이 카드에 적힌 낱말을 설명하면 상대방이 알아맞히는 형식이었다. 그런데 연세가 많으신 노인들이라 기상천외한 설명과 답이 나와서 사람들을 웃겼다.

예를 들면, 할아버지 두 분이 나오셨는데 '탱크'라고 적힌 낱말 카드가 나오자 대뜸 '야 이놈아 탱크를 뭐라고 혀?' 하고 설명하자 상대방 할아버지가 어리둥절해서 쩔쩔매는 상황이 연출되는 그런 식이었다.

그런데 한 번은 결혼한 지 60년이 되었다는 80대 노부부가 선수로 나왔다. 최성훈이 장난스럽게 질문했다.

"60년을 맞대고 살았으면 눈빛만 봐도 알겠네요. 말할 필요도 없이."

두 분이 이구동성으로 대답했다.

"그으럼. 척하면 삼천리지."

"자 그럼 카드 나갑니다."

최성훈이 할아버지 앞으로 뽑아서 내민 카드에는 '잉꼬부부'라는 낱말이 씌어 있었다. 이를 본 할아버지가 너무너무 자신 있는 표정으로

"우리 같은 사이를 뭐라고 혀?"

하고 설명하자 할머니가 숨 쉴 틈도 없이 바로 외쳤다.

"웬수!!"

할아버지가 할 말을 잃은 것은 물론 진행자인 최성훈도 어안이 벙벙해졌다. 방청객도 벌린 입을 다물지 못했다. 할아버지가 생각하는 잉꼬부부의 표상인 둘 사이가 할머니에겐 웬수라니!

해탈에 이르는 첫 관문, 정견正見

정견正見, 정어正語, 정업正業, 정명正命, 정념正念, 정정正定, 정사유正思惟, 정정진正精進. 불교에서 말하는 수행의 요체, 팔정도八正道이다. 팔성도라고도 하는데 이 여덟 가지를 제대로 갖추면 해탈의 길에 이르게 된다는 것이다. 오묘한 부처의 진리야 이루 헤아릴 수 없지만 그 첫 출발이 정견이라는 데 많은 시사점이 있다.

정견正見. '진상을 바로 보고 바르게 판단하는 지혜'라는 뜻이다. 무릇 세상일은 진상을 바로 보고 바르게 판단하는 데에서부터 진리나 행복이 시작된다는 것이다. 노부부가 '잉꼬부부와 웬수'로 서로를 하늘과 땅 만큼이나 다르게 여기는 것도

서로를 바로 보지 못함이요, 부모와 자식이 대화가 안 되는 것도 서로를 바로 보지 못해서요, 병이 깊어져 죽음에 이르는 사람들도 자기 몸을 일찌감치 바로 보지 못했기 때문이요, 요즘 정치가 엉망진창인 것도 나라와 백성의 현실을 바로 보지 못하기 때문인 것이다.

필자는 팔정도에 대한 생각을 할 때마다 우리나라 약품 행정을 담당하는 사람들에게 당부하고 싶은 말이 있다. 부디 '한방에 대한 정견'을 가져 달라.

이곳저곳을 옮겨 다니며 온갖 약을 다 써도 낫지 않아서 고생하던 사람들이 편강탕으로 병을 고친 사례가 수십만 건에 이른다. 이 정도이면 얼마든지 약품으로 공인할 만도 한데, 그 심사요건이 거의 양방에 맞추어져 있어서 한방약이 이를 통과하기란 애당초 그른 일인 것이다. 앞에서도 이야기한 것처럼 양방으로 치료하지 못한 병을 편강탕으로 고친 엄연한 사실을 놓고도 양방 의사들은 '혹시 마약을 쓴 거 아니냐' 하는 식으로 아예 한약을 믿으려고 하지 않는 것이 현실이다. 그래서 국내 기관에서의 도핑 테스트는 물론 미국 FDA에 편강탕의 성분 분석을 의뢰했던 것이다. 그 결과 아무런 유해 성분도 들어 있지 않다는 통보를 받았다. 어떠한 유해 성분도 포함되어 있지 않으면서 그렇게 수많은 사람들에게 치료 효과가 있다면 분명 하나의 약藥일진대, 국내에서 공인받는 길은 여전히 멀기만 하다.

통일의 그날을 기다리듯

필자는 편강탕을 국내뿐만 아니라 세계 곳곳에서 난치병으로 고생하는 사람들에게 공급하려고 추진 중이다. 이때 대한민국의 공인 제약으로 이름을 달고 세계를 누빈다면 얼마나 좋겠는가?

이를 위해 필자는 편강탕(환) 효능의 과학성을 인정받기 위해 이충재 충남대 의대 교수와 이현재 삼육대 교수 연구팀과 함께 대기오염(이산화황)에 노출돼 염증성 호흡기 질환이 있는 흰쥐에게 편강탕 추출물을 투여하여 호흡기 염증성 객담의 과다 분비가 완화되는 결과를 확인하였다. 또한, 약물(블레오마이신) 남용으로 폐 조직의 섬유화가 유발된 흰쥐에게 편강탕을 투여하자 폐섬유화증이 완화되는 결과를 얻어 세계적으로 인정받는 SCI급 국제학술지 JTCM 2016년 10월호에 게재하기도 하였다.

이러한 노력의 결과인지 2017년 5월 국제 COPD학회에서 초청장이 왔다. 필자는 일본 오사카로 날아가 폐를 맑게 정화하여 면역력을 높이면 양방에서 영구적 병변으로 보는 COPD도 충분히 고칠 수 있음을 역설하였고, 이에 미칼 질린스키(Michal Zielinski) 폴란드 실레지아 의과대학 조교수는 "수없이 많은 폐섬유화증 환자와 COPD 환자를 특유의 한약으로 치료했다는 사실이 매우 흥미롭다. 대학병원 교수로 지내면서도 그동안 제대로 돌봐주지 못한 환자들과 동료들에게 유감을 표하며 부끄러움을 느낀다"며 놀라움을 감추지 못했다. 마르잔 파르자드(Marjan Farzad) 이란 비르잔드 의과학대 연구원은 "한 임상가의 연구결과라는 게 믿어지지 않는다. COPD 극복을 위해 면역력 증강 노력이 중요하다는 점 외에도 다른 요인이 더 있을 것으로 생각된다"고 논평하기도 했다.

사관학교에 여성이 입학한다는 것은 예전에는 상상도 할 수 없는 일이었지만 지금은 많은 여성들이 입교할 뿐만 아니라 수석을 도맡기도 한다. 독일 통일, 소련 붕괴, 남아공에 흑인 대통령이 나온다는 것도 이전에는 상상도 할 수 없는 일이었다. 한반도 평화 통일도 요원한 것 같지만 언젠가는 이루어질 것이다.

편강탕이 공인제약으로 인정받는 날도 반드시 올 것이라고 믿으며 더욱 연구에 정진하고 더 많은 치료 사례를 보강하는 것이 나의 할 일이다. 한방은 인체의 유기적인 상호 작용을 염두에 둔 종합 의학이자 직관 의학이기 때문에 양방과는 다른 시각으로 새롭게 보아주길 간절히 소망한다.

세계로 가는 편강

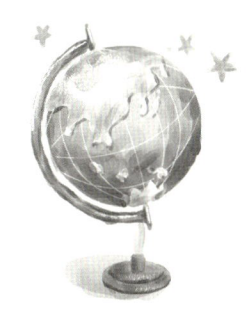

중국에서 보내온 초청장

　중국 북경중의학회에서도 초청장이 도착했다. 한의학의 본고장인 중국에서 중의中醫, 중약中藥과 한의韓醫, 한약韓藥간 교류 합작을 촉진하기 위해 개최한 12월 박람회에 한국 전람관을 만들어 한국 한의학의 꽃인 편강한의원과 편강탕의 전시 기회를 준 것이다. 필자는 편강한의원 대표로 행사에 참석하여 중국의 유명 프로 기사 창하오常昊, Chang Hao와 친선 바둑을 두기도 하고, 편강환으로 아들 비염과 피부 질환을 치료했다는 교포 사업가에게 융숭한 식사 대접을 받기도 했다.

　더욱 놀라운 것은 350년 역사를 자랑하는 동인당을 비롯한 중국 랭킹 50위 안에 드는 쟁쟁한 제약 회사들의 부스 안에서 사람들이 필자의 저서 〈기적의 건강법〉 중국어판을 읽고 있었다는 사실이다. 문득 2년 전 중국 현지 길림과학기술출판사가 〈기적의 건강법〉의 판권을 사갔던 기억이 났다. 출판사가 국제 엑스포에 내 책을 냈는데, 중국 출판사가 선先인세를 주고 사간 것이다. 한의학의 본고장인 중국에는 한의사가 150만 명이나 되는데, 한국 한의사가 쓴 책을 사갔고, 지금 이 자리에서 그 책을 읽고 있다는 사실은 뿌듯함 그 자체였다. 행사에 가져간 2000권의 〈기적의 건강법〉 중국어판이 모두 동이 난 것은 물론이다. "책이 대박입니다!" 이렇게 감탄하며 읽는 분도 있었다.

그 열기를 접하니 문득 2002년 사스 SARS, 중증급성호흡기증후군의 공포가 전 세계를 엄습할 무렵 주중 한국 대사관으로부터 날아온 편지 한 통이 떠올랐다. 직원들의 사스 예방에 쓰겠다면서 편강탕을 30재 지어 달라는 것이었다. 편강탕의 감기 예방 효과를 경험한 이들이 사스 예방을 기대했기 때문이다.

비슷한 시기에 베트남에 있는 한 교민으로부터도 편강탕을 보내 달라는 편지가 왔다. 베트남인과 결혼한 이 교포는 '가족이 모두 사스에 감염되었는데 자신만 걸리지 않았다'며 자신이 이전에 편강탕을 복용한 것이 그런 결과를 낳은 것 같다는 것이었다.

편강탕과 편강의학이 국내뿐 아니라 해외에서도 효능을 경험한 교포들을 중심으로 점차 현지인들에게 알려지고 있다. 최근 심각한 스모그로 인한 미세먼지로 각종 폐 질환에 시달리는 중국 베이징에서는 '세계 9대 알레르기성 질병의 날'을 맞아 필자에게 건강 특강을 제안했고, 필자는 등소평의 장남 등박방이 세운 장애인 회관에서 공산당원을 상대로 편강의 치료원리를 알렸다. 중국 환자들의 반응도 뜨거워 내원자 수가 꾸준히 늘고 있다.

비염과 천식, 아토피로 고통받는 사람은 국내뿐만 아니라 전 세계에 걸쳐 있다. 지구촌 시대인 요즘 고통받는 이들을 위해 전 세계에 편강탕을 보급하는 것이 한의사로서 나의 소명이라고 본다. 가장 한국적인 것이 가장 세계적인 것이라는 말처럼 우리나라 경제와 국위 선양을 위해서도 편강탕의 해외 진출은 필연이라고 본다. 자동차나 반도체, 스포츠, 예술 분야 등에서만 해외 시장을 개척하고 국위를 선양한다는 생각은 오산이다.

나는 편강탕이 한방의 국제화, 세계화를 선도하며 한국인의 자존심을 높이는 세계인의 약으로 우뚝 설 날이 머지않아 올 것을 믿어 의심치 않는다. 물론 그것은 기다린다고 되는 일이 아니다. 한 발 한 발 치밀한 계획 아래 효과적인 약재 형식 개발, 지사 개설, 홍보 등을 통해 해외 시장으로 나가야 되는 일이다. 그리고 그 날을 앞당기기 위해 끊임없이 박차를 가하고 있다.

아토피로 신음하는 일본에 상륙하다

일본 국립 성육의료연구소 면역알레르기부 사이토 히로히사_{齋藤博久} 박사는 일본 아토피 환자를 3천만 명으로 추정하고 있다. 이는 전체 인구의 25%에 해당하는 큰 규모다. 아토피는 흔히 선진국병으로 불린다. 그만큼 항생제와 소염제의 남용, 기름진 식사와 인스턴트식품 섭취, 극심한 스트레스 등으로 아토피 발생이 빈번하기 때문이다.

이러한 일본의 실정을 대변하는 한 분이 어느 날 편강한의원을 찾아왔다. 전 일본생약학회 회장인 쇼야마 큐슈대 교수. 그는 생약 전문가이면서도 아토피로 고통스러워하는 아들의 병을 고치지 못해 괴로워하고 있었다. 쇼야마 교수의 아들 사진을 보니 차마 눈 뜨고는 볼 수 없을 정도로 중증이었다. 필자는 편강탕의 치료 원리와 복용법을 자세히 설명하고 한약을 처방했다.

일본으로 돌아간 쇼야마 교수는 4개월 후 국제전화를 걸어왔다. "센세이, 도오모 아리가또오 고자이마스 _{선생님, 정말 고맙습니다.}" 아들이 아토피 피부염에 큰 차도를 보였고, 완치 직전에 도달했다는 기쁨 가득한 목소리였다. 그 후 쇼야마 교수 부자는 완치되어 편강한의원을 다시 방문했고, 그 치료 결과를 생생하게 목격한 일본 큐슈대학 의대 학장의 아들도 치료를 시작했다. 편강탕의 효험을 전해 들은 일본 아토피 환자들로부터 문의 전화가 빗발치자 일본 유명 연구소가 편강탕을 일본에 수입하기로 전격 결정하면서 연구소가 설립되는 계기가 되었다.

2008년 12월 드디어 '아토피 편강탕 한약 연구소(주)' 개소식이 현지에서 열렸다. 필자는 2009년 9월에 일본의 세계적인 럭셔리 잡지 〈세븐힐즈〉에 '한국의 카리스마 닥터'로 소개되면서 일본에서도 명의로서 이름을 알리게 되었다.

특히 일본에는 우리나라 같은 한의사 제도가 없고, 통합 의학으로 양방에서 한약재를 연구하고 침을 놓는 침구사 정도만 있다. 우리처럼 고유한 영역을 인정받는 한의사가 없기에 우리나라 한방이 공략할 만한 좋은 시장이다. 한의학의 한류 열풍에 대한 열망을 담아 '아토피 편강탕 한약 연구소'의 '한' 자도 중국의 한漢이 아닌 우리나라 한韓으로 하였다.

2010년 11월 일본 오사카 타카츠가든에서 열린 '알레르기에 대처하기 위한 면역력 개선 세미나'에도 초청받았다. 현지 피부과 의사와 아토피 환자들 70여 명을 대상으로 알레르기 질환을 극복하는 폐 기능 강화요법에 대해 열정적으로 강의한 결과 많은 현지인들의 뜨거운 관심과 질문을 받았다.

400년 전 일본에 파견된 조선통신사들이 한국의 발전된 의술을 일본에 전파하고 〈동의보감〉에 수록된 원리로 많은 일본인을 치료했듯 '아토피 편강탕 한약연구소'를 매개로 편강의학에 대한 이해를 높여 편강이 3천만 일본 아토피 환자들에게 희망의 등불로 비춰졌으면 하는 바람이다. 현대판 조선통신사로서 편강한의원의 명성을 널리 떨칠 그날을 기대한다.

5대양 6대주로! 미국 편강한방병원

뉴욕, 시카고, 필라델피아, 버지니아, 애틀랜타…. 미국에서 편강한의원 지점을 내겠다고 요청해 온 도시들이다. 이들보다 먼저 미국 서부 캘리포니아주 오렌지 카운티LA 남동쪽 40여 km에 위치한 스탠톤 대학에서 한의과 대학 부속 편강한방병원을 내고 싶다는 제의를 해왔다. 필자가 미국 한의사를 상대로 한 보수 교육 강사로 초청 받아 이틀간의 교육을 끝냈는데, 그 자리에서 2만 달러어치의 편강환이 팔리는 것을 본 스탠톤대 총장이 연락해 왔다. 한국의 이마트 못지않게 바쁜 아리랑 마켓 옆 건물에 한의원을 열 것을 제안했다. 그래서 50만 달러를 출자해 편강한방병원을 설립하게 되었다.

1955년 월트디즈니가 디즈니랜드를 열면서 오렌지 밭에서 인구 200만의 관광명소로 거듭난 미국 캘리포니아주 오렌지카운티. 이곳에서도 다양한 커뮤니티와 주거 단지, 첨단 산업 시설 등 모든 것을 갖춘 가든그로브에 당당하게 편강한방병원이 들어선 것이다.

2009년 7월 편강한방병원 개원식 날은 그야말로 축제의 한마당이었다. 강석희 어바인 시장, 오렌지카운티 수퍼바이저 자넷 니언janet Nguyen 등 지역 유명 인사 300여 명이 참석했고, 미국 상원과 하원에서 축하 메시지를 보내왔다. 이날 강석희 어바인 시장은 필자에게 명예 시민권을 수여하기도 했다.

스탠톤대 부속 편강한방병원은 여러 면에서 상징적인 의미를 지닌다. 세계인의 고질병인 비염, 천식, 아토피를 퇴치해 미국의 주류 사회는 물론 5대양 6대주에 한의학의 우수성을 알리는 도약의 장소이자 편강환을 공급하는 본거지로 활용되고 있기 때문이다. 신기하게도 다른 인종의 환자들은 그동안 한방 생약을 써 본 일이 없어 한약의 효과가 마치 주사를 맞는 것처럼 빨리 나타나는 경우가 많다고 한다. 여기에 시장성을 접목시켜 먹기 힘든 탕약 대신 환약이나 젤리 형태로 제조 한약의 변화를 꾀한다면 뛰어난 효능과 맞물려 한방 세계화의 일익을 담당할 수 있을 것으로 보인다.

편강한의원은 1998년 산본점에서 출발해 2003년 안산점, 2008년 명동점과 일본 오사카의 아토피 편강탕 한약연구소를 거쳐 2009년 서초점과 부천점, 미국 스탠톤대 편강한방병원과 2012년 애틀랜타점, 2014년 부산점, 2016년 대구점에 이르기까지 국내뿐 아니라 전 세계에 한의학의 우수성을 알리는 대한민국 대표 브랜드로 자리매김하고 있다. 편강한의원의 비약적인 성장이 연매출 200억 원을 넘어 장차 1000억, 1조 원대로 이어지며 외화벌이와 함께 세계인의 난치병 퇴치에 기여하는 으뜸 브랜드로 우뚝 설 그날을 기대해 본다.

Can you cure allergy? Yes, we can. Only KOREA!

미국에도 많이 알려진 편강환과 스탠톤대 부속 편강한방병원 덕분에 필자는 한의학의 우수성을 세계에 알린 공로를 공식적으로 인정받게 되었다. 2011년 1월 13일 미국 뉴욕 맨해튼 중심지 타임스퀘어 메리어트 호텔에서 열린 '제51주년 뉴욕 한인의 밤 및 미주 한인의 날' 행사에 초청 받아 공로상을 받고 특별 연설을 한 것이다.

그 자리에서 나는 그동안 각종 규제와 심의 때문에 말하지 못해 가슴에 응어리졌던 말들을 천여 명의 재미 교포들 앞에서 5분 스피치를 통해 토로했다.

"아토피, 비염, 천식은 충분히 한방으로 고칠 수 있는 병입니다. 뉴욕처럼 다양한 인종이 모여 사는 메트로폴리탄에 한방의 우수성을 알리면 국격國格이 더욱 높아질 것입니다. 40여 년 외길 연구 끝에 개발한 편강탕이 현대인들에게 난치병으로 통하는 아토피, 비염, 천식 등 환경성 질환의 해답이 될 수 있습니다.", "Can you cure allergy?", "Yes, we can. Only KOREA!"로 연설을 맺자 사회를 맡은 한국계 여자 앵커 줄리 장이 "Only Korea!"를 따라 외쳤고, 관객들의 뜨거운 박수와 갈채가 이어졌다.

1903년 1월 13일 호놀룰루에 도착한 102명의 조상들이 미국 이민 역사를 개척한 뜻깊은 이날 마이클 블룸버그 뉴욕 시장과 찰스 랭글 연방 하원 의원 등 거물 정치인들을 앞에 두고 한의학의 우수성을 미국을 포함한 전 세계에 공포한 것이다.

이번 행사는 미주 방송사뿐만 아니라 여러 언론들이 관심을 보여 뉴욕에 머무는 동안 빡빡한 일정으로 인터뷰가 진행되었다. 현지 한국어 신문인 뉴욕일보에서 관련 기사를 크게 다뤘고, SBS 제휴사인 'TKC', KBS 제휴사인 'MKTV', 라디오 서울 등이 수상을 축하하며 인터뷰 기사를 보도했다.

국내 방송사 MBC 또한 한국인의 위상을 주제로 미주 한인의 날을 비중 있게 다루었으며, 'TKC', 'MKTV' 등은 앞으로도 계속 편강한의원의 자문을 받아 아토피, 비염, 천식에 대한 내용을 다루기로 하였다.

한류 열풍, 한의학으로 굳힌다

필자는 한국의 유엔 가입 20주년 기념행사와 맞물려 추석맞이 대잔치를 벌이는 '뉴욕 코리안 페스티벌'에도 초청되었다. 2011년 10월 8~9일 미국 뉴저지 현지에서 성황리에 개최된 이 행사에 후원회장으로 참석하게 된 것이다.

29회를 맞은 뉴욕 추석맞이 대잔치 뉴욕 코리안 페스티벌는 우리나라의 유엔 가입 20주년에 발맞춰 뉴욕한인청과협회와 KBS가 공동 주최해 다채로운 공연과 행사로 한인들의 눈과 귀를 즐겁게 했다. 축제 장소도 그동안 해오던 랜달 아일랜드 공원에서 6만 명의 관중을 수용할 수 있는 뉴저지 뉴오버팩 공원으로 옮겨졌다.

뉴욕 코리안 페스티벌은 2011년 10월 9일 오후 6시부터 한국이 낳은 세계적인 가수 패티김과 인기 절정의 K-POP 스타들이 총출동해 2시간 40분 동안 펼쳐졌다. 황수경 KBS 아나운서의 사회로 가수 패티김을 비롯해 장사익, 태진아, 설운도, 인순이, 김태우, 마야와 함께 국악인 김영임, 소프라노 홍혜경과 바리톤 려현구, 그리고 K-POP 스타 포미닛, 비스트, 씨스타, 2PM, 동방신기, 샤이니 등이 출연해 인기몰이를 했다.

필자는 이날 오후 개막 행사에서 뉴저지주 상원과 하원으로부터 감사패를 받은 후 10만여 명 앞에서 떨리는 마음으로 축하 인사를 했다.

"먼저 자랑스러운 한류의 대문을 K-POP이 활짝 열어준 것에 감사합니다. 우리는 이제 다음 페이지를 준비해야 합니다. 그 다음 페이지를 여는 방법으로 한식과 국악도 있지만 한약이 더 적합하다고 생각합니다. 현대 의학이 못 고치는 만성질환을 한의학으로 고칠 수 있고, 그것이 바로 새로운 한류입니다."

이어 폐 기능을 활성화해 면역력 향상을 돕고 체질을 개선하여 아토피와 비염, 천식을 근본적으로 치료하는 편강 치료법을 소개하였다.

동방신기를 보러 온 젊은이들까지 경청하며 박수를 쳐주었다. 신기한 것은 많은 한인 교포들이 필자를 알아봤다는 것이다. 뉴욕 한인 사회에도 편강의 명성이 널리 알려져 많은 사람들이 건강에 대한 자문을 받으며 반가워했다. 청과협회 부회장은 이미 LA에서 편강환을 먹고 있었고, 호흡기 질환에 효과를 봤다며 그 자리에서 열 달 분을 주문하기도 했다.

그 전날 있었던 전야제에서는 반기문 유엔 사무총장이 뉴욕 코리안 페스티벌에 참가하는 각계 인사들과 K-POP 스타들을 뉴욕 총영사관으로 초청해 리셉션을 열었다. 덕분에 필자는 반기문 총장을 비롯해 캐서린 도노반 버겐카운티장 등 뉴욕과 뉴저지의 유력 정치인, 가수 패티김 등과 인사하고 정감 있는 대화를 나누었다.

뉴욕타임스 11회 건강캠페인

'Free from Chemical Medicine'

2014년 10월 6일 공정과 신뢰 보도로 유명한 미국의 세계적인 일간지 뉴욕타임스에는 '화학약품으로부터의 탈출'을 뜻하는 위 제목의 건강캠페인이 게재되어 세계인의 이목을 집중시켰다. 핵심은 간단하다. 평생을 약에 얽매이는 치료를 버리고 내 병은 내 몸으로 고친다는 새로운 생각으로 전환해야 하며, 이를 위해 면역력의 요체인 폐 기능 강화에 힘쓰면 인류에게 참된 건강을 선물해 적어도 10~30년의 추가 생명을 줄 것이란 내용이었다.

반응은 뜨거웠다. 같은 제목으로 동시 출간된 영문판 저서 초두 물량이 전량 매진되었고, 아마존에는 밤사이 수십 부 주문이 이어졌다. 편강한의원은 1회 광고에 그치지 않고 비염과 천식, COPD, 폐섬유화, 아토피, 스테로이드 부작용, 알레르기 종합, 중증 폐질환 종합, 다음시대 최고의 산업은 한의학, 한의사의 꿈 등 총 11회에 걸쳐 매주 첫 번째 월요일 대대적인 건강캠페인을 벌였다.

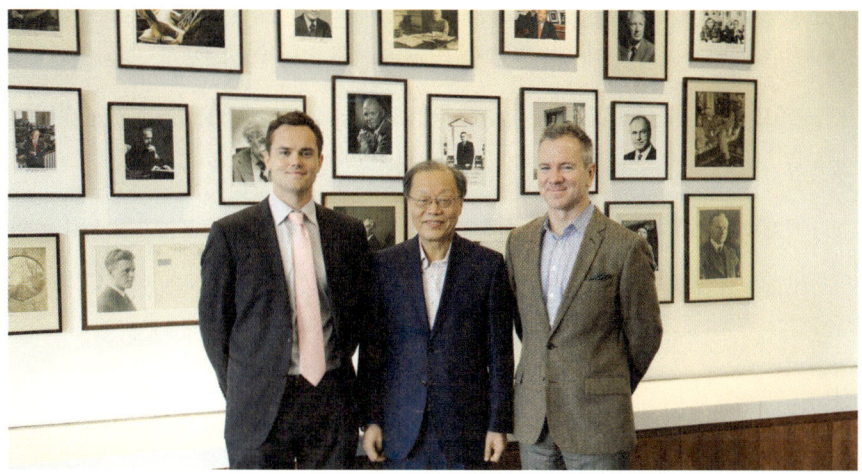

▶ 뉴욕타임스 본사에 방문한 서효석 편강한의원 대표 원장(가운데), 트립 웨버 뉴욕타임스 광고 부장(왼쪽), 미카엘 캐롤 뉴욕타임스 광고 이사(오른쪽) / 배경 액자는 뉴욕타임스에 방문한 각국의 수상(首相)들 사진

세계인을 깜짝 놀라게 한 시리즈 광고 게재에 놀란 뉴욕타임스 측에서도 필자를 본사로 초청했다. 마침 제32회 미 동부 추석맞이 대잔치 및 하교 강연 일정에 맞춰 뉴욕에 방문한 나는 10월 9일 뉴욕타임스에 방문했고, 미카엘 캐롤Michael Carroll 이사와 다음과 같은 대화를 나누었다.

"왜 하필 미국을 선택했나?"

"한국 속담에 '호랑이를 잡으려면 호랑이 굴에 들어가라'는 말이 있다. 현대의학의 중심인 미국에서 'Free from chemical medicine, Medical food is real medicine'이라는 새로운 생각을 심판받고 싶어서 뉴욕타임스에 싣게 되었다."

"미국에 중증 폐질환 환자가 어느 정도 있다고 보나?"

"최소한 1000만 명 이상의 COPD, 폐섬유화 환자가 있다고 본다. 이심료병以心療病 즉, 마음으로써 병을 치료한다는 새로운 생각으로 현대의학으로 치료를 못하고 절망에 빠진 환자들에게 치료될 수 있다는 희망을 선물한다면 최대 400만 명 이상이 살아날 것으로 희망한다. 나는 5년 후 미국에서 COPD 생존율을 취재해 그 생존율이 현저하게 변화되었음을 보도하기를 희망한다. 이미 그 결과를 확신하고 있으나 확인이 필요하다."

"광고비를 회수하기 쉽지 않을 텐데 최종 목표는 무엇인가?"

"광고에는 2가지 종류가 있다. 첫째, 광고비를 회수하는 상업적 광고, 또 하나는 공공의 이익을 목적으로 하는 공익적 광고로, 편강의 뉴욕타임스 광고 시리즈는 절망에 빠진 환자에게 희망을 전하는 공익 광고다. 5년 후 편강을 만나 생존율이 현저히 달라졌음을 인정받는 것이 최대치의 바람이고, 작은 바람은 허드슨 강에 산책 나온 한 노인이 '뉴욕타임스에서 서 원장의 메시지를 읽고 희망을 얻었다. 그 덕분에 내가 살아났다'라고 말하는 것을 전해 듣는 것이다. 단 한 생명에게라도 감사한 마음이 든다면, 막대한 광고비는 소중히 쓰였다고 생각한다."

"당신의 열정에 감동했다. 편강한의원이 하는 일에 최대한 협조하겠다."

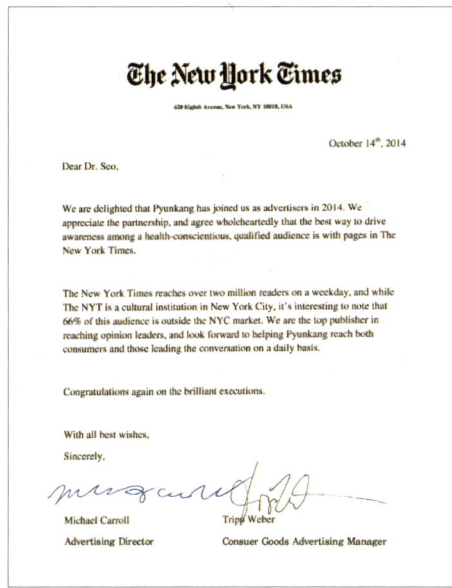

▶ 뉴욕타임스에서 보내온 감사 서신

뉴욕타임스 캐롤 이사도 현대의학의 한계를 누구보다 잘 알기에 필자의 메시지에 깊이 공감한 것이다. 그는 10월 14일 '편강한의원의 건강캠페인에 뉴욕타임스가 동참한 것을 영광으로 생각한다'는 서신을 보내오기도 했다.

CNBC 등 미국 311개 언론에서도 '스테로이드 아웃!'이라는 편강한의원 소개 기사를 앞다퉈 게재해 美 전역에서 2000만 명 이상이 클릭했다. 이제까지 Chinese medicine, Oriental medicine만 알던 미국인에게 Korean Medicine이 새롭게 각인되는 계기가 되었다.

세계과학기자대회

2년에 한 번씩 개최되는 전세계 과학 언론인 및 과학자들의 축제 '세계과학기자대회'가 2015년에는 서울 강남 코엑스에서 열렸다. 1200여 명의 의과학 언론인과 연구자들이 참석한 오찬 특강에서 필자는 폐 건강의 중요성을 알렸다. 폐는 큰 호흡기이고 피부는 작은 호흡기이므로 비염, 천식, 아토피라는 알레르기 3총사는 뿌리가 같은 한가지 병이며, 폐포 곳곳에 쌓인 열을 꺼주면 편도가 튼튼해져 난치성 알레르기 질환 및 중증 폐질환도 근치根治가 가능하다고 강조했다.

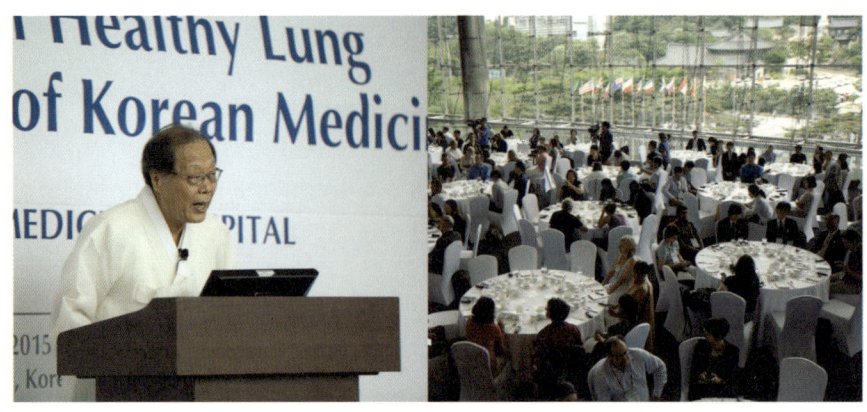

국가 전체가 메르스 때문에 몸살을 앓던 시기인데도, 외국인 어느 누구도 마스크를 쓰지 않은 채 동시통역기를 귀에 꼽고 메모하며 경청하는 모습이 인상적이었다. 나는 유수의 과학기자들에게 감사의 인사를 전하고, "이제까지 서양의학은 백신이라는 수단에 의존할 수밖에 없었는데, 백신은 외국 군대가 와서 막아주는 거고, 내 편도는 내 몸을 지키는 나의 군부대가 막아내는 것이므로 평소 폐와 편도가 건강하다면 어떠한 인플루엔자가 와도 충분히 극복할 수 있다"고 자신 있게 말했다.

1시간 남짓 열정적인 강의를 마친 뒤 나는 당당하게 "여러분들은 세계 최고의 과학자요, 세계 최고의 저널리스트다. 송곳 같은 질문으로 나를 난처하게 해달라. 좋은 질문을 해주신 분께 선물이 있다. 세 분을 선정하여 3등 100달러, 2등 200달러, 1등 300달러 상당의 선물을 드리겠다. 좋은 질문을 기대한다"라고 공표했다.

강의가 끝나자마자 1시간 이상 열띤 질의 응답이 이어졌다. 그중 가장 난처한 질문은 "마라톤 선수는 폐가 좋은데, 폐가 좋은 마라톤 선수가 왜 비염, 천식을 앓고 있는가?" 하는 것이었다.

나는 "한국의 국가대표 수영선수들이 있다. 수영선수들의 폐 또한 일반인에 비해 훨씬 좋다. 그럼에도 불구하고 많은 선수들이 비염을 앓고 있다. 비염을 치료하기 전에 폐 기능을 체크하고 비염을 치료한 후 대체로 4개월 후 다시 폐 기능을 체크하면 놀랍게도 대부분의 선수들에게서 15% 이상의 폐 기능 향상을 확인할 수 있다. 여기서 남과 나의 비교가 아니라, 지금의 나와 4개월 후의 나의 폐 기능을 비교하는 것이 옳다. 현재 비염, 천식을 앓고 있다면 지금보다 더 좋은 폐는 결국 비염, 천식을 없앨 것이다"라고 답했다. 질문자는 답변에 만족하는 듯했고, 그 자리에 가장 비중 있는 인물 중 하나였던 캐나다의 모 교수도 "원장님의 오늘 강의 내용 그대로가 네이처Nature, 〈사이언스〉와 함께 세계 과학저널의 쌍두마차로 불리는 과학 전문 주간지에 소개됐으면 좋겠다"는 칭찬을 아끼지 않았다. 콜롬비아에서 온 한 여성 과학자는 나의 강연을 2015 세계과학기자대회 최고의 강연으로 꼽기도 했다.

동양이 서양을 치료한다

며칠 후 나는 미국으로 날아가 4대 도시 순회 강연과 맨해튼의 심장부 타임스퀘어에서 열린 '아시아 요리 경연대회Taste Asia'에 참석하여 개막을 알리는 징을 친 후 다음과 같은 개막 선언을 하였다.

"사람이 살다가 병이 나면 누구나 약을 찾는다. 이때 두 가지 소원이 있다. 약의 효과가 분명하고 확실할 것, 또 하나는 약의 효과가 신속할 것을 원한다. 두 가지 소원은 다 잘못된 것이다. 혈압약, 당뇨약, 천식약을 보라. 혈압이 뚝뚝 혈당이 뚝뚝 천식 발작이 바로 멎는다. 마치 마술처럼 신기하다. 그러나 평생을 먹어야 한다. 평생을 약의 노예로 살아야 한다. 10년 이상 약을 먹다 보면 어느 사이에 약을 한 주먹씩 먹고 있다. 약이 약을 부른 결과요, 병이 병을 부른 결과이다. 이때 내 몸은 피로하고, 팔다리는 시리고 저리고 아프다. 삶에 재미가 없다. 어떻게 해야 합니까? 내 병은 내 몸이 고쳐야 한다. 내 몸이 내 병을 고치려면 폐가 깨끗해져야 한다.

이 깨끗한 폐가 몸속의 노폐물과 독소 물질을 찾아 말끔히 청소하게 되면 평생 동안 아무 약을 먹지 않는다. 그리고 내 몸은 편안하고 건강하다. 이제 앞으로는 메디컬 메디슨Medical Medicine의 시대가 가고 메디컬 푸드Medical Food의 시대가 다가오고 있다. 채소가 풍부한 동양 음식의 장점을 살려 폐 청소를 해야 한다. 특히나 뿌리채소는 폐를 깨끗이 청소하는 효능이 있다. 뿌리채소를 활용하여 현대인의 몸속에 잔류하는 합성약의 독소를 몸 밖으로 배출해야 한다. 요리사 여러분들이야말로 인류의 건강을 지켜내는 진정한 선구자이다. 특별히 감사한다."

인산인해로 대성황을 이루던 타임스퀘어 광장에 박수 소리가 울려 퍼지고, 같은 자리에서 인류의 난치병 퇴치에 공헌했다며 뉴욕지방의회 40구역 지부장 마르타 플로레스 바스케즈Martha Flores-Vazquez와 에포크 타임스Epoch Times, NTD 총재가 나에게 감사패를 수여하기도 하였다. 또 뉴욕주 의회는 6월 26일을 '닥터 서효석 데이'로 지정하기도 하였다.

미국 4대 도시 순회강연에서 재밌었던 것은 휴스턴과 뉴욕, LA 강연 때 각각 네 명의 여의사가 나를 찾아왔는데, 하나같이 서양의학의 한계를 동양의학에서 찾고자 한 점이다. 바야흐로 동양이 서양을 치료하는 시대가 도래한 것이다.

휴스턴 강연 때 만난 여의사는 나에게 "뉴욕타임스 광고는 의료계에 핵폭탄을 던진 것과 같다. 도대체 어떤 분이시길래 이렇게 과감한 선포를 하는 것인지 궁금하여 강연을 들으러 왔다"며 오전 강연을 들은 후 오후에는 자신의 어머니를 모시고 왔다. 편강환 3개월 분을 지은 그녀는 다음날 나의 관광 일정을 듣고는 스페셜 가이드를 자청했다. 알고 보니 그녀는 미국 최고의 암센터 MD앤더슨MD Anderson Cancer Center에서 15년째 봉직하고 있는 암연구 전담 의사였다. 남편은 휴스턴대학교 컴퓨터 공학과 교수이며, 본인이 최고 권위의 암센터 연구원이니 그야말로 엘리트 가이드를 둔 행운을 누린 셈이다.

먼저 그녀는 내가 평소 가보고 싶었던 휴스턴의 명소 미항공우주국NASA을 안내

하여 상세히 소개해 주었고, 오후에는 자신이 근무하는 MD앤더슨에 가서 병원 시스템은 물론, 통제구역까지 샅샅이 살펴볼 수 있는 기회를 제공해 주었다. 그녀는 "편강의 암 치료 사례를 우리의 영문판 홈페이지에 올려 달라. 그러면 자신이 대체의학팀과 상의하여 MD앤더슨과 편강한의원이 암 치료에 대한 공동 연구를 할 수 있었으면 좋겠다"는 놀라운 제안을 했다. 나는 "마음은 있으되 아직 사례가 부족하다. 그래도 MD앤더슨과 공동 연구를 먼저 해서 결과가 나오면 사례가 좀 적더라도 발표하는데 큰 도움이 될 것이다. 좋은 생각이다." 이렇게 동의한 뒤 본국으로 돌아가면 자료를 보내겠다고 약속했다.

휴스턴에서 만난 또 하나의 의사가 있었는데, NTD 지국장이자 이름난 심장내과 의사로, 뜻밖에 내 강연이 끝난 후 "원장님이 대학을 세우시면 꼭 입학해서 의학 공부를 새롭게 하고 싶다"는 소회를 밝히기도 했다. 나는 휴스턴에서 두 명의 서양 의사의 호의와 신뢰 가득한 격려를 받아 즐거운 마음으로 뉴욕으로 건너가 특강을 이어갔다. 뉴욕에선 자신이 편강환으로 천식이 나았으며, 관절도 많이 좋아졌다며 기쁨 가득한 증언을 하는 여의사를 만나기도 했다.

LA에서도 강의가 끝나자마자 한 여성이 다가와 자기소개를 하며 이렇게 말했다. "내가 서의사인데 이 자리에 와서 확실히 두 가지를 깨달았다. 첫째, 편도선을 떼어 내서는 안 된다는 사실이다. 둘째, 아토피 환자가 절대 스테로이드를 써서는 안 된다는 것이다. 물론, 세상이 이제 원장님 말씀대로 따라가겠지만, 이 두 가지를 깨달은 것이 너무나 소중하다." 나는 그녀에게 마이크를 넘겨 청중들에게 직접 얘기해 달라고 부탁했고, 그녀는 자신의 깨달음 두 가지를 청중을 향해 진솔하게 전달해 강연의 대미를 멋지게 장식해 주었다.

필자는 항생제나 소염제, 스테로이드, 항히스타민제 등 원인 치료는 못하고 증상의 발현을 억눌러 악화와 재발을 반복하는 현대의학의 부산물을 볼 때마다 슈펭글러가 쓴 〈서구의 몰락〉이 떠오른다. 과학 문명의 발달은 많은 편리와 이익을 우리에게 주었지만 그만큼 부메랑으로 돌아오는 문제도 많다.

　우리는 그동안 너무나 서구 문명의 우월함에 짓눌리고 세뇌된 나머지 '발전, 발달, 첨단'이라는 개념은 곧 '서구의 과학 문명'이라는 등식으로 받아들이고 있다.

　여기서 우리는 최근 서양 사람들 스스로가 기계적인 과학의 만능성에 한계가 있음을 느끼고 동양에 대해 깊은 관심을 보이고 있는 점을 의미 있게 새겨야 한다. 자연을 '정복의 대상'으로 바라보는 서구 정신과 '조화의 대상'으로 바라보는 동양의 정신은 이제 비교 우위론이 아니라 서로 그 의미를 되새기는 상호 존중의 시점에 와 있는 것이다.

　편강탕은 '개별적 증상 치료'보다 '스스로 병을 다스리는 건강하고 조화로운 몸'을 추구하는 편강의학의 이념을 구현하는 처방이다. 이제 국내는 물론 전세계에서 편강탕(환)의 효능을 체험한 사람들이 늘면서 현대의학에 지친 많은 사람들이 편강한의원에 열렬한 응원의 메시지를 보내고 있다.

　요즈음 '윈도우' 하면 '창문'보다는 마이크로소프트사의 PC 운영 체제를 먼저 떠올린다. 브랜드 명칭인 고유 명사가 보통 명사의 파워를 넘어서버린 것이다. 이런 예는 많다. 대일밴드, 퐁퐁, 초코파이, 코카콜라 등도 모두 상품명이 그 사물을 총칭하는 의미로 인식되는 경우다.

　편강탕이 세계 곳곳을 누비며 68억 지구인의 난치병 퇴치와 무병장수의 꿈을 차곡차곡 실현해 간다면 '편강탕!' 하면 명약 처방을 대표하는 날이 오지 않을까. 세계적 명약 처방을 대표하는 데에는 시간이 걸리겠지만, 한국을 대표하는 한약을 꼽으라면 누구든 주저 없이 '편강탕'이라고 말할 날은 그리 머지않았다고 본다. 이는 개인으로서 영광일 뿐 아니라 대한민국이 세계에 내세울 명품 한방 브랜드를 가진다는 점에서도 매우 의미 있는 일이라고 생각한다.

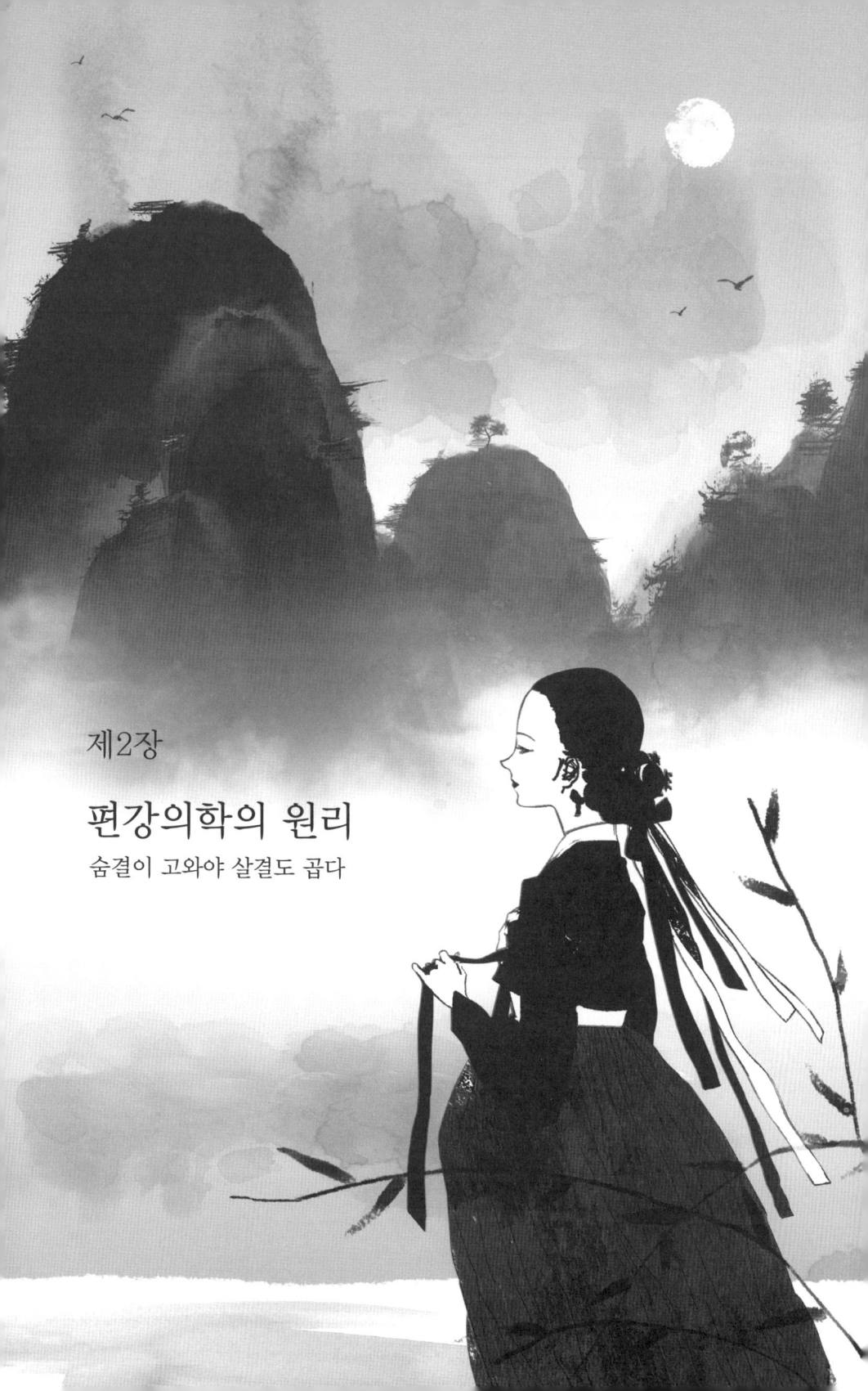

제2장

편강의학의 원리

숨결이 고와야 살결도 곱다

필자는 한의사로서 40여 년의 세월 동안 각고의 노력을 기울이면서, 비유하자면 세계인들이 무릉도원 사람들처럼 살 수 있는 길을 갈망해 왔다. 아직은 부족한 점이 많지만 나름대로 무릉도원 촌장이 이야기한 '하늘이 지어낸 대로 사는 길'을 깨닫게 되었다.

하늘이 지어낸 대로 산다는 것은 '원기元氣 충만하게 사는 것'이요, 원기의 근원은 폐에 있으니 바로 '폐가 건강의 열쇠'라는 것이다. 육신의 병은 대부분 폐가 제 기능을 발휘하지 못할 때 면역력이 떨어져 생기는 것이요, 우리가 난치병으로 여기는 아토피도 따지고 보면, 폐 기능 약화에 따라 피부의 호흡 기능이 약해져서 각종 독소와 노폐물을 체외로 잘 내보내지 못하고 열독이 쌓여 생기는 것이다. 지방이 많이 쌓이면 여드름이요, 색소가 침착하면 기미나 검버섯이 되듯 폐에 열이 쌓이면 폐 기능이 떨어지고 여러 질환이 나타날 수밖에 없다. 필자는 이 깨달음을 나름대로 정리하여 '편강의학'이라 이름하였다.

건강의 성패,
기氣에 달렸다

기氣로 보는 인생 맛

'기싸움, 기가 막혀, 기 살리다, 기를 꺾다, 기가 질리다, 기 펴다, 사기충천, 패기만만, 기력, 기염, 기색, 기분, 기절낙담, 의기소침, 기고만장, 기골장대, 기합소리, 승부사적 기질, 기를 꺾다…'

신문을 읽다 보니 눈에 띄는 이런 단어들이 재미있어 옮겨 본다. 이렇게 써 놓고 읽어 보면 삶 전반에서 기氣가 얼마나 중요한 것인가를 새삼 느낄 수 있다. 기가 충만하면 건강하고 싱싱한 삶을 살 수 있을 것이요, 기가 허하면 병들고 힘든 삶을 살 수밖에 없는 것이다. 모든 삶의 원동력, 근원이 곧 기이기 때문이다.

그동안 우리는 기를 일반화하여 생명력, 힘, 정기나 생체 에너지의 의미로 사용해 왔다. 동양 철학에서도 만물 생성의 근원이 되는 힘을 기氣라 하여 이理와의 관계 정립에 여러 학자들이 심혈을 기울였다. 그렇다면 이토록 중요한 기는 과연 어디에서 오는 것일까?

생명의 원천, 숨

한방에서는 인체의 건강을 지켜 주는 핵심적인 원동력을 '원기元氣'라고 본다. 무릇 이 원기는 폐에서 비롯되는 것이다. 자연의 기와 인체의 기는 다르지 않다. 자연은 기의 오르내림과 들고남에 따라 계절의 질서가 변화·유지되는 것이며, 사람은 기를 오장육부, 사지 四肢, 백해百骸, 몸에 있는 모든 뼈, 경락經絡을 따라 몸에 받아들여 생명현상을 유지한다. 이와 같이 생명의 원천인 대기를 한껏 받아들여 우리 몸 구석구석에 전달하고, 노폐가스를 몸밖으로 내버리는 행위, 즉 몸에 좋은 것을 받아들이고 나쁜 것을 내보내는 과정이 바로 호흡, 숨이다.

예부터 사람들은 삶과 죽음의 경계를 숨의 유무로 판단하였다. 그래서 죽었다는 것을 '숨졌다'고 하고, 죽이지 말아 달라는 것을 '목숨만은 살려 달라'고 했던 것이다. 오늘날 우리가 영혼의 개념으로 번역하는 영어 Spirit도 그리스어로 숨을 뜻하는 Spiritium이 어원이다. 아기가 태어나서 막 세상에 나왔을 때는 기능적으로는 사실 엄마 몸의 일부에 불과하다. 태어나 첫울음을 터뜨리고 나서야 비로소 독립된 생명체로 인정할 수 있다. 그 아기가 터뜨리는 첫울음이 바로 엄마 뱃속에서 웅크려 접혀 있던 폐가 활짝 펴져 우주의 원기를 받아들이는 과정, 즉 숨이 터지는 것이다.

폐가 담당하는 가장 중요한 역할은 탄산가스를 버리고 산소를 받아들이는 일이다. 혈관 속 적혈구는 폐가 받아들인 산소를 신속히 몸의 여러 장기로 운반해 주는 역할을 맡는다. 백혈구의 역할은 조금 다르다. 백혈구는 우리 몸을 지키는 전사戰士다. 외부에서 호시탐탐 우리 몸을 노리는 박테리아, 바이러스, 곰팡이균, 기생충 등과 같은 세균들이 침범해 들어왔을 때 용감하게 맞서 싸운다.

폐가 건강하면 적혈구와 백혈구의 활동 역시 활발하다. 반대로 폐에 열이 쌓여 있어 제 기능을 하지 못하면 적혈구와 백혈구의 활동력이 떨어져 심각한 질환을 일으키게 된다. 따라서 생기 넘치는 삶을 살려면 오장육부의 중심, 폐 기능을 활성화해야 한다.

　한의학에서는 인체의 생명을 유지하는 모든 기능을 오장육부가 수행한다고 본다. 오장五臟은 심장心臟, 염통, 폐장肺臟, 허파, 간장肝臟, 신장腎臟, 콩팥, 비장脾臟, 지라의 다섯 장기인데 심장은 정맥혈을 모아들이고 동맥혈을 온몸으로 내보내는 펌프 역할을 하는 기관이다. 폐는 이산화탄소를 내보내고 산소를 받아들여 공급하며, 간장은 혈액과 영양소를 저장하고 해독 작용을 한다. 신장은 혈액 중의 노폐물을 제거하며 비장은 몸 안의 수분 조절과 혈액을 통솔한다.

　육부六腑는 방광膀胱, 담膽, 쓸개, 위胃, 소장小腸, 작은창자, 대장大腸, 큰창자, 삼초三焦의 여섯 부위다. 방광은 신장에서 보내주는 오줌을 일시 저장하는 곳이요, 쓸개는 쓸개즙을 저장하며 소화를 돕고, 위는 음식물을 영양화하기 쉽도록 곤죽으로 만드는 일을 한다. 소장은 위에서 나오는 음식물을 영양으로 흡수하고, 대장은 영양이 흡수되고 난 음식물의 찌꺼기와 수분을 처리하고 배설하는 곳이다. 삼초는 일반인들이 이해하기에 좀 어려운 개념이다. 상초上焦, 중초中焦, 하초下焦 셋으로 나뉘는데 특정 장기를 이르는 말이 아니고 기능 중심으로 몸을 나눠보는 것이다. 상초는 몸의 윗부분으로 호흡기 계통을, 중초는 가운데 부분으로 소화기 계통을, 하초는 배꼽 아랫부분으로 비뇨 생식기 계통을 지칭한다.

　심폐心肺기능이라는 단어가 증명하고 있듯이 폐는 심장과 밀접한 관계가 있다. 이전에는 오행상생설五行相生說에 의해서 오장五臟을 동등한 무게로 보았으나 필자는 다르게 생각한다. 폐가 좋아지면 심장, 대장, 신장 등 다른 장부의 기능도 원활해진다.

면역력의 베이스캠프 편도선

우리 몸속의 면역력 주체는 백혈구와 임파구다. 외부에서 우리 몸을 노리는 세균들을 퇴치하기 때문이다. 백혈구는 경찰이 도로를 순찰하듯이 혈관을 따라 전신을 돌며 식균 작용을 하고, 임파구는 군인이 부대를 이뤄 휴전선을 지키듯이 집단으로 길목을 지킨다. 편도선은 임파선으로 목을 지키는 군부대와도 같다.

대부분의 전염성 병원균들은 물이나 공기를 통해 식도와 기도로 잠입한다. 이때 편도선을 베이스캠프로 삼는 임파구들이 목을 지켜 더 이상 세균이 침투하지 못하도록 방어한다. 튼튼한 편도선이라면 당연히 편도선염은 물론 감기, 기관지염, 인후염, 폐렴 등을 막아 주어야 한다.

이와 같은 편도선의 중요한 소임은 현대 의학에서 오랫동안 가볍게 여겨져 왔다. 심지어 맹장과 함께 미리 수술해 두는 것이 말썽의 소지를 없애고, 건강에도 유익하다는 의견까지 있어 왔다. 그러나 병의 진행이 심한 경우, 예컨대 구개편도의 부기가 심하여 호흡에 불편을 주는 경우라 하더라도 수술은 심사숙고해야 한다.

일반적으로 편도선이 붓지만 않으면 이상이 없는 것으로 본다. 하지만 실제 편도선의 건강 상태는 사람마다 다르다. 점수로 말하자면 편도선이 자주 붓는 경우는 낙제점인 50점, 감기와 기관지염을 1년에 두세 차례 앓는다면 70점, 고유의 소임을 다하여 편도선염과 감기, 기관지염, 폐렴 등을 예방하면 100점이다. 어떤 사람이 편도선염을 앓고 있다면 그것은 폐렴균 등이 편도선 내에 침입하여 임파구들과 싸우고 있음을 뜻한다. 튼튼한 편도선이라면 구강이나 비도鼻道에서 적을 퇴치하여야 하는 것이다.

마릉馬陵의 전투

　춘추 전국 시대, 마릉의 전투는 라이벌 전략가 방연龐涓과 손빈孫臏의 결전장으로 유명하다. 위魏나라 방연에게 두 무릎을 잘려 걸을 수 없게 된 손빈은 제齊나라로 가서 장군 전기田忌의 참모가 된다. 방연이 한韓나라를 공격하자 한나라는 제나라에 구원병을 요청하고, 이 임무를 맡은 장군 전기는 한나라로 가지 않고 손빈의 전략대로 위나라의 수도를 공격한다. 수도가 위험해지면 방연이 회군하지 않을 수 없으리라는 계산에서였다.

　예상대로 방연은 회군하였고 기다리던 손빈과 운명의 일전을 벌인다. 손빈은 적은 수의 병력으로 도망을 가면서 기회를 노렸고, 방연은 일시에 손빈을 깨부수고자 급격히 추격한다. 손빈은 도망가면서 병사들에게 날마다 밥 짓는 부뚜막 수를 반으로 줄이도록 명한다.

　하루하루 뒤를 추격하며 부뚜막 수를 유심히 세던 방연은 드디어 사흘째 되는 날 '우리 위나라 군세에 겁먹은 제나라 군사들이 계속 도망쳐서 처음에 10만이던 병력이 둘째 날 5만, 오늘에는 2만으로 줄었다. 이제 손빈 너는 끝장이다'라며 주력 보병을 버리고 경기마병輕騎馬兵만 이끈 채 속도를 두 배로 하여 그날 저녁 마릉에 당도하였다.

　손빈은 그날 밤 마릉 계곡 가운데에 글씨가 적힌 나무 기둥을 세워 놓고 궁수들을 매복시키면서 "너희들은 이 나무 기둥에 불이 밝혀지는 것을 신호로 활을 쏘아라" 하고 지시해 두었다.

　마침내 계곡에 당도한 방연이 앞으로 나아가다 웬 기둥이 하나 서 있는 것을 보고 병사에게 불을 켜게 하여 읽어 보니 '방연 이 나무 아래서 죽는다龐涓死此樹下' 여섯 자가 쓰여 있었다. 방연은 이 글을 미처 다 읽기도 전에 집중 사격으로 날아온 화살에 맞아 죽고 말았다.

'부뚜막 수 줄이기', '나무 기둥 글 읽기' 등으로 마릉의 전투 이야기는 널리 알려져 있다. 여기서 이 이야기를 꺼낸 데에는 다른 이유가 있다. 방연이 한나라를 침공했을 때 구원 요청을 받은 손빈이 달려간 곳은 한나라의 전쟁터가 아닌 위나라의 수도였다는 사실이다. 수도 함락이 발등의 불인데 다른 곳에서 어찌 싸우랴!

주력 부대를 이끌고 나온 방연은 수도 함락을 우려해 어쩔 수 없이 회군해야 했고, 손빈의 계략에 걸려 죽고 만다. 만일 위나라에 충분한 병력이 있어 주력 부대가 수도를 튼튼히 방비하고 있었다면 이야기는 달라졌을 것이다. 우리나라도 한때 수도가 휴전선에 너무 가까워 전쟁이 날 경우 위험하다며 대전으로 옮겨야 한다는 주장이 있었다.

우리 몸도 마찬가지다. 으뜸 장부인 폐가 튼튼하고 면역력의 베이스캠프인 편도선이 튼튼해야 나머지 모든 것들이 제 기능을 수행해 건강하게 살 수 있다.

폐를 리엔지니어링 하라

일반적으로 현대인들은 자기 폐의 6분의 1 정도를 사용하며 살고 있다. 뿐만 아니라 현대인들은 하루의 80% 이상을 아파트나 사무실 등 밀폐된 실내 공간에서 생활한다. 실내 공간 중에서도 특히 주택은 어린이나 노인과 같이 면역력이 약한 노약자가 오랜 시간 생활하고 머무르는 공간이라서 실내 공기가 오염될 경우 인체에 큰 영향을 미치게 된다. 실제로 최근 연구 결과에 따르면 실내 공기의 오염도가 실외보다 2~5배 높게 나타나 건물병증후군 등을 유발시킬 가능성이 큰 것으로 나타났다.

밀폐된 공간에서 오염된 공기는 거주자의 건강을 위협하는 치명적인 요인이 되기도 한다. 이럴 때 환기라도 자주하면 유해 물질을 절반 이상 줄일 수 있다. 하루에 두 번 정도는 창문을 활짝 열고 집안 곳곳에 쌓인 먼지를 닦아내고 신선한 공기로 바꿔 줘야 한다.

우리 몸도 마찬가지다. 특히 폐는 생명의 원천인 대기를 한껏 받아들여 몸 구석구석에 전달하고, 노폐가스를 몸 밖으로 내버리는 역할을 하는 중요한 곳이다. 야생 동물은 자연에서 끊임없이 걷거나 뛰면서 폐가 단련되어 있어 별다른 노력을 하지 않아도 폐 기능이 발달되어 있다. 그러나 현대인은 바쁜 일상으로 인해 운동 부족이 되기 쉽다. 이 때문에 폐에 독소와 노폐물이 쌓이면 몸에 좋은 것을 받아들이고 나쁜 것을 내보내는 기능이 떨어지게 된다. 집안에 청소와 환기가 필요하듯 폐에도 청소와 환기가 필요하다.

청폐작용淸肺作用을 하는 데에는 운동이 제일이다. 그러나 무조건 운동만 한다고 해서 되는 것은 아니고 몇 가지 원칙이 있다. 나는 이것을 으뜸장부인 폐를 강화하는 것이므로 '으뜸호흡법'이라고 부른다. 으뜸호흡법은 아래 다섯 가지로 요약된다.

첫째, 땀이 충분히 나고 숨을 헐떡일 정도로 운동한다. 이렇게 하면 피부와 폐가 동시에 기능을 최대치까지 올리는 효과를 볼 수 있다.

둘째, 맑은 공기 속에서 운동한다. 가장 좋은 것은 등산이다. 사정이 여의치 않을 경우 학교 운동장에서 달리기를 해도 좋다.

셋째, 상상하며 숨 쉰다. 공기는 일단 폐에까지만 전달되는 것이다. 그래도 폐를 넘어서 혈관을 타고 전신으로 퍼지는 기를 상상하며 숨을 쉬면 좋다.

넷째, 좋은 기분으로 숨을 쉰다. 혼자 운동하거나 등산을 하다보면 온갖 상념이 머릿속을 맴돌 수 있다. 이때 마음을 비우고 숨을 천천히 깊게 들이마시고 내쉬면서 호흡에만 집중한다. 한결 편안해질 것이다.

다섯째, 일주일에 3회 이상 이와 같이 한다.

단전호흡법, 복식호흡법, 정충호흡법, 프라나호흡법, 라마즈호흡법 등등 세상에는 많은 호흡법이 있다. 이러한 호흡법들은 그 속에 특수한 비결이 있다고 하는 것이므로 그 방법을 알아야 한다.

　그러나 으뜸호흡법은 평범하다. 나는 평범 속에 진리가 있다고 믿는다. 매우 쉬운 호흡법인데, 의외로 실천하는 사람은 드물다. 우리 한의원에 와서 편강탕을 지어 가는 분들에게도 나는 으뜸호흡법을 권장한다. 손뼉도 마주쳐야 소리가 나는 법. 아무리 약이 좋더라도 몸이 스스로 받아들일 준비가 되어 있을 때 효과는 배가되는 것이다.

돌연사 突然死!
당신도 위험하다

연령불문 돌연사 주의보

　특출난 재능을 가진 인재가 자신의 능력을 펼쳐 보지도 못하고 어린 나이에 죽는다면 이보다 애통한 일이 또 있을까. 심장의 박동이 멎거나 본인이 모르는 사이에 진전된 질병의 증상이 나타나 발병 24시간 이내에 갑자기 죽는 것을 우리는 돌연사라 한다.

　주로 약화된 면역력을 틈타 폐에 이물질이 쌓여 폐포가 괴사하고 다시 폐렴 유발균이 침입하여 알아채지 못하는 상태로 자다가 갑자기 죽는 폐렴과 심장 파열, 대동맥류 파열, 심근 경색, 급성 심부전 등으로 갑자기 심장 기능이 정지돼 급사하는 심장 마비가 대표적이다.

　돌연사는 부와 연령, 능력에 상관없이 누구에게나 찾아올 수 있어 더욱 경각심을 불러일으킨다. 세기의 팝스타 마이클 잭슨, 역사상 가장 많은 음악상을 수상한 여성 가수로 기네스북에 등재된 팝스타 휘트니 휴스턴도 하루아침에 유명을 달리해 주변을 안타깝게 했다.

　일교차가 심할 때는 특히 조심해야 한다. 면역력이 떨어지고, 혈관이 수축되면서 혈압이 올라가 심폐 기능에 악영향을 미쳐 문제가 발생할 수 있다. 가슴 통증이나 체한 것 같은 복통, 호흡 곤란, 식은땀, 현기증 등이 나타나면 신속하게 진료를 받는 것이 좋다.

　야근이 잦아 과로와 스트레스가 많은 직장에 다닌다면 기존에 가졌던 위험인자를 더욱 악화시킬 수 있으므로 각별히 유의해야 한다. 외출하기 전에는 실내에서 5분 정도 충분한 스트레칭을 하고, 혈압을 높이는 맵고 짠 음식은 피하는 것이 좋다.

　무엇보다 체내에 유입되는 니코틴은 호흡과 심장 근육에 필요한 산소 소비량을 급격히 줄이고 혈관 벽에 염증을 일으키는 원흉이다. 그러므로 담배를 끊고, 채소와 과일을 다양하게 섭취하는 것이 좋다.

　하루에 30분 이상 꾸준히 운동하고, 감사하는 마음으로 즐겁게 살면 비록 한 치 앞을 알 수 없는 인생이지만 적어도 주변 사람들을 안타깝게 하는 돌연사의 위험으로부터 자유로울 수 있다.

병 없다고 다 건강한 게 아니다

　한 가난한 젊은이가 부모를 모두 여의자 살길이 막막해 멀리 있는 친척에게로 길을 떠났다. 가다가 목이 말라 길가 샘물에서 목을 축이고는 피곤한 나머지 잠에 곯아떨어졌다.

　얼마 안 있어 호화스러운 마차를 탄 노부부가 지나가다가 역시 목을 축이려고 마차를 세웠다. 그들은 이웃 도시의 유명한 백만장자 부부였다. 샘물을 마시고 난

할머니가 할아버지에게 말했다.

"여보, 저 잠자고 있는 젊은이의 얼굴을 봐요. 지난해에 죽은 우리 아들과 어쩌면 저렇게도 닮을 수가 있죠? 난 지금도 그 애 생각만 하면 가슴이 미어지는데 저 젊은이를 깨워서 우리 양자로 삼읍시다."

"그렇구려. 우리 애를 쏙 빼닮았구먼. 그렇지만 저렇게 곤히 자고 있는 사람을 어찌 깨운단 말이요? 그냥 갑시다."

"아니에요. 차림새로 봐서 형편이 그렇게 좋지도 않은 것 같은데 우리가 양자로 삼고 나중에 유산을 물려준다면 저 젊은이에게도 얼마나 좋은 일이겠어요?"

"그래도 그렇지, 젊은이의 사정도 모르면서 우리 마음대로 생각할 수는 없소. 어서 가던 길이나 갑시다."

노부부는 다시 마차를 타고 가던 길을 떠났다.

그런데 아까부터 이 광경을 숲속에서 지켜보던 도둑이 노부부가 자리를 뜨자마자 젊은이에게로 와서 주머니를 뒤져 쓸 만한 것들을 몽땅 훔쳐냈다. 그 순간 젊은이가 몸을 뒤척이며 돌아누웠는데, 도둑은 젊은이가 깨는 줄 알고 칼을 꺼내 목을 겨눴다. 그러나 젊은이는 눈을 뜨지 않고 그대로 코를 고는 것이었다.

도둑은 '이 녀석이 내 얼굴을 보고도 능청을 떠느라고 자는 척 하는 것이 아닌가? 그렇다면 이대로 숨통을 끊어서 후환을 없애야 하는데…'라고 생각하며 칼을 움켜쥐고 다시 젊은이의 얼굴을 노려보았다. 하지만 너무나 평화롭게 자는지라 그만 죽일 생각이 사라져서 훔친 물건을 들고 숲속으로 사라졌다.

한참 후 잠에서 깨어난 젊은이는 아무 일 없었다는 듯이 친척을 찾아 길을 떠났다. 바로 몇 분 전 백만장자의 양자가 될 뻔한 운명과 도둑의 칼에 목숨이 날아갈 뻔한 기막힌 운명이 바로 곁에까지 왔다가 스쳐갔지만 젊은이는 아무것도 모른 채 길을 가는 것이다.

우리는 흔히 가까운 사람 중에 사고를 당하거나 큰 어려움에 빠지거나 혹은 죽음에 이르렀을 때 '아, 나에게도 이런 일이 닥치는구나!' 하는 느낌을 가진다. 그러나 그때가 지나고 나면 언제 그랬냐는 듯이 잊고 살아간다. 당장 내 몸에 아픈 병이 없으면 '나는 괜찮다'라고 생각하는 것이다.

그러나 우리 몸에 뚜렷한 병이 없다고 해서 다 건강한 것은 아니다. 이 순간 병이 없을 뿐이지 내일이나 모레 큰 병이 날 정도로 건강 상태가 악화되어 있는지는 아무도 모른다. 우리는 흔히 갑작스런 친구의 병사 소식을 들었을 때 '아니 그렇게 건강하던 친구가!' 하고 놀란다. 이 경우 사실은 '건강하던 친구'가 아니라 '건강하게 보이던 친구'였던 것이다. 당신도 예외는 아니다. 다만 이야기 속 젊은이처럼 다가온 어떤 사실을 모르고 있을 뿐이다.

아픈 사람 건강하게
건강한 사람 더욱 건강하게

웰니스Wellness 지수라는 새로운 건강 개념이 유행한 적이 있다. 건강한지 여부를 따질 때 병의 유무Health가 아니라 그 사람이 지니고 있는 육체적, 정신적 에너지Wellness 지수를 가지고 판단해야 한다는 것이다. '나이는 숫자에 불과하다'는 말과 비슷한 개념이다.

나이가 쉰일 경우 오십의 나이에 딱 알맞은 에너지를 가지고 있으면 웰니스 지수는 1이 되는 것이다. 즉 나이가 같은 쉰이라도 에너지가 많이 축적되어 있으면 웰니스 지수가 높아서 젊은 사람 못지않은 건강 상태이고, 에너지가 모자라면 웰니스 지수는 마이너스로 내려가 병들지는 않았지만 Not sick 나이에 걸맞는 건강 상태는 아니라는 것이다.

'나이는 숫자에 불과하다'는 말은 활기차게 사는 노인들이 자기도 젊은이 못지 않은 에너지가 있다는 표현으로 쓰는 말이다. 여기서 우리가 주목할 것은 젊은이도 웰니스 지수가 마이너스로 내려가면 나이는 젊지만 건강 상태는 노인이 된다는 것이다. 여러분들은 어떠한가?

편강의학이 지향하는 목표는 '아픈 사람 건강하게, 건강한 사람 더욱 건강하게'라는 말로 요약할 수 있다. 이 둘 중 현실적으로는 아픈 사람을 건강하게 만드는 데에 비중이 두어져 있지만, 사실은 건강한 사람을 더욱 건강하게 만드는 일이 더 중요하다. 이것을 예방과 치료라는 개념으로 본다면 '아픈 사람 건강하게'는 치료요, '건강한 사람 더욱 건강하게 하는 것'은 예방이다.

예방을 제대로 하려면 어떻게 해야 하는가? 바로 웰니스 지수가 높아야 한다. 웰니스 지수를 높이려면 어떻게 해야 하는가? 에너지가 축적되어 있어야 한다. 그럼 에너지는 무엇인가? 웰니스가 서양의 개념이라 에너지라고 표현했는데, 이것을 우리식으로 표현하면 원기元氣인 것이다. 원기는 어디서 오는가? 바로 활력 넘치는 폐에서 오는 것이다.

편강탕이 화제를 일으키면서 각종 호흡기 질환과 피부 질환의 치료에 탁월한 효과를 보이고 있다. 사실 필자가 추구하는 궁극적인 목표는 하나하나의 병을 치료하는 것보다 모든 사람이 건강할 때 원기를 충만하게 해서 스스로 병을 이겨내는 상태가 되는 것이다. 비유하자면 손자병법에서 말하는 최고 최선의 승리, 즉 싸우지 않고 이기는 것이다. 그러기 위해서는 무엇보다도 폐 기능을 활성화해 튼튼한 편도선으로 면역 식별 능력을 높여 스스로 각종 유해물질로부터 자신의 몸을 지키는 것이다. 병을 약이 고친다는 생각을 버려라. 병은 내 몸이 고친다. 스스로를 방어할 수 있는 면역력과 자가 치유 능력을 길러주는 것, 이것이 편강의학의 요체이다.

동안童顔 피부,
폐가 관건이다

서시西施의 효빈效顰 이야기

서시는 춘추시대 월나라의 대표적 미인이다. 오나라에 패한 월나라의 재상 범려에게 발탁되어 오나라의 왕 부차夫差에게 바쳐진다. 서시에 빠진 부차는 정사를 게을리하여 결국 월나라에게 패망하고 자살하게 된다.

이 서시에게 가슴앓이가 있어 매양 이마를 찡그리곤 했는데, 워낙 얼굴이 이뻐서 찡그린 그 모습까지도 보기 좋았던 모양이다. 그래서 한 여자가 이를 보고 얼굴을 찡그리면 남자들이 이쁘게 보는 줄 알고 매양 찡그리고 다녔다는 데서 본받을 효效와 찡그릴 빈顰을 써서 '효빈'이라고 한다.

뒤에 한 궁녀는 하도 허리가 가늘어서 한 줌도 안 될 정도였는데 이 역시 왕의 총애를 받았다. 이를 본 다른 궁녀들이 허리를 가늘게 만들고자 끈으로 졸라 묶고 다녔는데, 그 정도가 얼마나 심했는지 굶어 죽는 궁녀가 나올 지경이었다고 한다.

요즘 미인이라고 방송에 나오는 연예인들을 보면 구분이 안 될 정도로 그 얼굴이 그 얼굴인 경우가 많다. 예쁜 연예인과 비슷해지기 위해 성형을 하는가 하면 유행하는 헤어스타일, 복장 등을 비슷하게 하기 때문이다. '현대판 효빈'이라고나 할까?

카르페디엠!

해마다 각 방송사에서 경쟁적으로 실시하는 대회가 있다. 바로 '동안 선발 대회'다. 20대로 보이는 40대 싱글맘, 50대로 보이는 70대 헬스 트레이너 등 다양한 사람들이 수상 명단에 올라 보는 사람마다 '저렇게 동안일 수가!' 하고 감탄을 금치 못한다.

필자가 이해하기 힘든 것은 동안을 선호하는 이유이다. 선천적으로 어려 보이게 타고난 사람도 있지만 그야말로 동안은 잡티가 없는 해맑은 얼굴을 일컫는다. 다시 말해 화장이나 꾸미기로 가꾸는 동안보다 삶이 깨끗해서 맑게 보이는 얼굴, 또는 내면으로부터 우러나오는 진정 깨끗한 피부를 지닌 얼굴이 동안이 아닐까 하는 것이다. 감사하는 마음으로 즐겁게 살면 얼굴에는 여유가 묻어나고 인상과 표정이 한결 부드러워져 나이를 잊게 된다.

언젠가 더글라스 대프트Douglas N. Daft 전 코카콜라 회장이 신년사에서 했던 말이 떠오른다. '어제는 역사이고 내일은 미스터리며 오늘은 선물이다.' 과거나 미래에 집착해 삶이 손가락 사이로 빠져나가면 항상 불행한 현재, 쫓기는 현재를 살게 된다. 여기서 오는 과도한 스트레스는 몸에 열기를 발생시키고, 몸속에 생긴 열기는 위로 올라가서 머리로 빠져나가는데 도중에 중요한 장부인 심장과 폐를 지난다. 구조상 심장에는 열이 쌓일 수 없으나 폐의 대부분을 차지하는 폐포는 벌집 모양이어서 빽빽한 방 사이사이로 열이 들어가 자리를 잡는다. 이를 '적열積熱'이라

하는데, 폐에 열이 쌓이면 폐 기능은 자연스레 떨어진다. 이는 기의 원활한 소통과 혈의 흐름을 방해하고, 기혈의 흐름이 한곳에 정체되면 몸이 찌뿌드드하고 무기력해지며 몸 여기저기에서 통증이 느껴진다. 더불어 소화 불량, 식욕 부진, 불면증, 변비, 설사가 오고, 온몸에 기운이 쭉 빠진다. 심해지면 위염, 중풍, 당뇨병, 암 등에 걸리고 노화가 빨리 찾아온다.

지금 어디에 있는지 어디를 향해 가고 있는지도 모를 정도로 바쁘게 살다 보면 정작 중요한 '현재의 나'가 없어진다. 인생은 경주가 아니라 한 걸음, 한 걸음을 음미하는 여행이다. 영화 〈죽은 시인의 사회〉에서 키팅 선생이 강조했던 '카르페디엠! 오늘을 살아라!'도 결국 이런 뜻을 내포하고 있다. 현재 있는 그 자리에서 자신이 가진 것의 소중함을 알고 감사하는 마음으로 살면 얼굴에는 행복이 깃들고 오장은 순행하여 자신도 모르게 동안과 장수의 길을 걷고 있을 것이다.

폐가 튼튼해야 피부 미인

〈동의보감〉은 한의학 최고의 경전인 〈황제내경黃帝內經〉을 인용해 '內經曰, 肺之合皮也, 其榮毛也. 又云, 肺主皮毛 내경왈 폐지합피야 기영모야 우운 폐주피모'라고 적고 있다. 해석해 보면 '폐와 배합되는 것은 피부이고, 폐의 상태가 겉으로 드러나는 것은 터럭이며, 폐는 피부와 터럭을 주관한다'는 뜻이다. 이외에도 '폐는 대장大腸과 형제 장부臟腑'라는 말도 있다. 필자는 대학 재학 시절 이러한 고전의 가르침들을 접하면서 그 깊은 뜻을 몰라 당황스러웠다. 당시 교수님들이 설명해 주는 원리를 피부로 깨닫지 못했기 때문이었다.

세월이 흘러 임상 경험이 쌓이고 그 속의 인과 관계를 체득하면서, 폐와 피부와 대장 모두가 노폐물을 배출하는 기능을 하며 그 중추적인 기능을 폐가 맡고 있다는 점을 깨닫게 되었다. 그리고 폐 기능이 극대화될 때 피부가 가장 건강해질 수 있다는 편강의학의 원리도 터득하였다.

앞에서도 간단히 언급했지만, 우리의 몸에는 두 개의 호흡기가 있다. 인체 호흡량의 95%를 차지하는 폐와 나머지 5%를 차지하는 피부가 그것이다. 그래서 피부는 '작은 호흡기'라 불리기도 한다. '큰 호흡기'인 폐 기능이 활발해지면 자연히 피부의 호흡도 원활해진다.

호흡이란 무엇일까? 한마디로 몸속의 나쁜 것을 내보내고 좋은 것을 받아들이는 작용이다. 결국 폐의 호흡이 완전해야만 피부도 완전한 호흡을 이뤄 노폐물을 완전하게 배출할 수 있는 것이다.

나쁜 것이 나가지 못하면 피부 밑에 각종 노폐물과 독소물질이 자꾸 쌓이게 된다. 열독이 쌓이면 아토피로 나타날 것이고, 지방이 많이 쌓이면 여드름으로 나타나고, 색소들이 침착하면 기미나 검버섯 등으로 번진다.

폐를 튼튼히 해서 피부를 통해 노폐물이 확실히 배출될 수 있도록 하면 위와 같은 문제는 말끔히 해결될 수 있다. 편강탕이 피부 질환에 탁월한 효과를 보이는 이유는 바로 이 때문이다. 실제로 호흡기 질환에 좋은 효과를 보인 편강탕을 아토피성 피부염과 여드름, 기미 등 피부 질환자에게 투여한 결과 탁월한 개선 효과가 확인되었다.

편강탕을 꾸준히 복용할 경우 폐활량이 증가하고 편도선이 튼튼해지면서 면역력이 극대화되고 혈액의 노폐물이 깨끗이 제거된다. 혈액이 맑아지면 여드름, 기미 등의 잡티와 피부 질환이 점차 개선되어 자연스럽게 아름다운 피부로 탈바꿈하는 것이다.

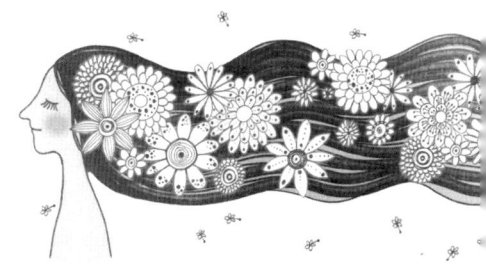

굿바이 사상 체질론 四象體質論

전래의 사상 체질론

사상 의학은 조선 후기 동무東武 이제마李濟馬 선생이 만들어낸 체질 의학으로 인간을 네 가지의 체질, 즉 태양인太陽人, 태음인太陰人, 소양인少陽人, 소음인少陰人으로 구분하는 것이다. 사상 의학에 따르면 체질에 따라 장부대소臟腑大小가 다르고 이에 따라서 성격과 생리, 병리적 특징이 규정되며, 치료 방법까지 결정된다는 의학 체계이다. 네 가지 체질적 특징을 요약하면 다음과 같다.

- 태양인 : 폐 기능이 좋고 간의 기능이 약하다.
- 태음인 : 간의 기능이 좋고 폐, 심장, 대장, 피부 기능이 약하다.
- 소양인 : 비위脾胃의 기능이 좋고 신장의 기능이 약하다.
- 소음인 : 신장의 기능이 좋고 비위의 기능이 약하다.

이제마 선생의 〈동의수세보원東醫壽世保元〉과 〈격치고格致藁〉를 보면 태어날 때 가지고 나온 체질은 죽을 때까지 변하지 않는 것으로 되어 있다. 체질을 진단하는 방법을 살펴보면 크게 체형이나 외형에서 나타나는 느낌, 성격이나 심성, 생리 병리적 증상으로 나눌 수 있다. 이 중 어느 한 가지만으로 체질을 판단할 수는 없고 여러 가지 요인을 서로 연관시켜 판단한다.

성격이나 심성은 의사의 주관과 환자의 말에 의하여 결정된다. 환자의 사회적 위치, 가정생활, 성장 환경, 주위 환경, 정신적 스트레스, 병의 유무 등에 의하여 변화가 심하기 때문에 본래 성격이 무엇인가를 판별하는 것은 쉬운 일이 아니다.

임상적으로 보면 병이 적을 때는 성격과 심성이 가려져서 잘 나타나지 않지만 병이 나거나 또는 위급한 상황이 닥쳤을 때는 무의식적으로 행동하기 때문에 본래의 체질 감별이 상대적으로 쉬워진다.

〈동의수세보원〉의 성명론性命論에 보면 태양인은 '사무事務에 능하다' 하여 다른 사람과 쉽게 사귀며 잘 소통하고, 소양인은 '교우交遇에 능하다' 하여 일을 잘 꾸미고 추진력이 강하며, 태음인은 '거처居處에 능하다' 하여 무슨 일에나 쉽게 적응하고 어려운 일도 끝까지 밀고 나가며, 소음인은 '당여黨與에 능하다' 하여 사람들을 잘 조직하고 관리하는 것으로 나와 있다. 또한 육식과 채식이 적합한 체질이 각각 다르다.

사상 의학은 어떤 약이 어떤 사람에게는 잘 듣는데 다른 사람에게는 듣지 않기도 한다는 임상 경험에서 출발한 것으로 나름대로 근거와 유용성이 있다. 그러나 모든 사람을 네 가지 체질로 일괄 구분한다는 한계와 체질 판별의 주관성, 타고나기 때문에 변할 수 없는 것으로 보는 점 등으로 인해 적용에 어려움이 많다.

특히 사상 의학의 맹점은 글로벌 시대에 국제화, 세계화가 어렵다는 것이다. 체질 감별을 위해서는 의사가 직접 진맥을 해야만 하며 그것도 매우 숙련된 의사여야 한다. 그렇다 하더라도 주관이 개입되기 때문에 표준화가 어렵다.

또 하나 큰 맹점은 약의 효율성을 떨어뜨린다는 것이다. 환자를 네 부류로 나누는 것은 결국 '병이 하나라도 약은 네 가지'라는 말이 되기 때문에 한 가지 약만으로는 약의 효율이 25%에 지나지 않는 셈이 된다. 요즘은 사상이 아니라 팔상 의학, 육십 사상 의학까지 나오는 형편이니 세분화한다는 것이 도리어 약의 효율을 떨어뜨리는 결과를 가져온다.

이상 체질론=象體質論

필자는 이제마 선생의 '사상 체질론'의 정통성을 인정하면서도 폐의 건강 상태에 따라 알레르기 체질과 정상 체질로 구분하는 '이상 체질론'으로 사상 체질의 난점을 해결할 실마리를 찾고자 했다. 기준점을 폐의 건강 상태로 단일하게 잡고 알레르기 체질과 정상 체질로 간소화하니 누구나 눈에 띄는 전조 증상만 숙지한다면 쉽게 체질을 감별할 수 있어 그만큼 처방의 정확성과 효율성도 높아진다.

먼저, 알레르기 체질인 사람은 폐 기능이 약한 것이 특징이다. 이 때문에 면역력이 떨어져 비염, 편도선염, 천식, 두드러기, 결막염, 아토피 등에 쉽게 걸리고 어느 한 가지 질병뿐만 아니라 두세 가지 질병이 함께 찾아온다. 자주 피곤하고 어지러우며 감기에도 잘 걸린다. 밤에는 식은땀을 흘리며 코나 입천장이 가렵고 입 안이 자주 헐며 목 안이 붓는다. 재채기 또한 심한 편이고 콧물도 많이 흘린다. 속이 더부룩하고 복통을 자주 느끼기도 한다.

이와 달리 정상 체질인 사람은 폐에 원기가 충만하여 면역 식별 능력이 뛰어나 꽃가루, 집먼지, 진드기, 음식물, 동물의 털, 찬 기운 등의 영향을 받지 않고 잔병치레를 하지 않으며 웬만해선 감기에도 잘 걸리지 않는다.

똑같은 환경인데도 불구하고 어떤 사람은 심한 알레르기 증상을 보이고 어떤 사람은 아무런 반응도 보이지 않는데, 이는 바로 면역력을 좌우하는 폐 기능의 차이 때문이다. 따라서 한약 요법과 운동 요법을 병행해 폐 기능을 꾸준히 강화하면 폐활량이 늘어나 면역력이 향상되어 알레르기 체질이 정상 체질로 개선되면서 각종 질병을 예방할 수 있다. 이처럼 건강의 중심에는 항상 '폐'가 있다.

건강 100세를 지키는 몽둥이

한 손에 막대 잡고 또 한 손에 가시 쥐고
늙는 길 가시로 막고 오는 백발白髮 막대로 치렸더니
백발白髮이 제 먼저 알고 지름길로 오더라

고려 말 학자 우탁禹倬 선생(1262~1342)의 유명한 탄로가嘆老歌이다. 우탁은 세자 교육을 담당하는 동궁관東宮館에서 사인舍人이란 벼슬을 지낼 때 충북 단양 남쪽에 있는 남조천변의 기암절벽 밑에서 놀기를 즐겼다. 이로 인해 그 절벽의 이름이 사인암이라 붙여졌고, 사인암은 오늘날 단양 팔경 중 하나로 많은 사람들이 찾는다.

아무리 학문이 깊은 선비가 그런 절경 속에서 시를 읊고 학문을 논하며 살아도 결국 생로병사生老病死라는 인간의 숙명적 굴레는 피할 수 없었기에 그 세월을 탄식하며 읊은 시가 바로 탄로가이다. 그런데 정작 탄로가를 읊은 우탁 선생 본인은 당시의 평균 수명보다 훨씬 오래 살았다. 김용선 한림대 교수의 책 〈고려 금석문 연구〉에 따르면 고려 시대 귀족들의 평균 수명은 39.7세, 고려왕 34명의 평균 수명은 42.3세였다. 상류층의 묘비명 320여 개를 분석한 결과다. 이에 반해 당시 승려의 평균 수명은 70.2세로 왕이나 귀족보다 30년이나 더 살았다. 우탁은 승려들의 평균 연령을 훨씬 웃도는 80세까지 살았는데도 그 절절한 탄로가를 읊은 것을 보면 역시 장수長壽에 대한 인간의 욕망은 끝이 없는 모양이다.

탄로가를 보면서 한 가지 떠오르는 게 있으니 우탁 선생은 분명 '오는 백발'을 막으려고 추상적인 막대를 들었을 것이란 생각이다. 만일 그가 오늘날 태어나서 나를 만났다면 어찌 되었을까? 그랬다면 아마도, 탄로가는 이 세상에 나오지 않았을 지도 모른다. 왜냐하면 그는 추상적 몽둥이로 백발을 때려잡으려고 한 데 비해 나는 실질적 몽둥이로 백발을 때려잡기 때문이다. 그 백발을 때려잡는 실질적 몽둥이가 있었더라면 우탁 선생은 여든을 넘겨서 분명 백수白壽를 누렸을 것이다.

말이 나온 김에 살짝 옆길로 가 본다면, 우리 조상들이 나이를 표현한 낱말은 참 재미있다. 70을 뜻하는 고희古稀는 사람이 일흔까지 살기 어렵다는 뜻인 시 구절 '인생칠십고래희人生七十古來稀'에서 왔고, 77세를 뜻하는 희수喜壽는 희喜를 흘려 쓰면 '七十七'과 비슷하다 해서 붙인 이름이다. 88세는 미수米壽라 하는데 쌀 미米 자를 위아래로 파자破字하면 '八十八'이 되기 때문이다. 또 99세는 백수白壽라 하는데 일백 백百에서 한 일一을 뺀 것을 형상화해서 그렇게 일컫는다.

각설하고 여하튼 우탁 선생을 백수까지 살게 하는 실질적 몽둥이란 무엇인가? 어떻게 그런 일이 가능한가? 즉 무엇이 백발을 때려잡는 몽둥이란 말인가?

인간이 일생을 살아가면서 90수에 이르기는 그리 쉽지 않다. 암이나 중풍, 심혈관계 질환 등으로 젊은 나이에 중간사中間死 하는 사람이 많고, 설령 이 질병들을 용케 피하더라도 폐렴이라는 복병으로 돌연사突然死 하는 사람 또한 많다. 그리고 이런 중간사나 돌연사를 넘어서서 우탁 선생처럼 여든까지 이르더라도 백수에 이르기는 참으로 어려운데, 바로 백수를 막아서는 저승사자 3인방이 있기 때문이다.

저승사자 3인방은 바로 폐기종, 기관지 확장증, 폐섬유화이다. 이해하기 쉽도록 재미있는 만화 컷을 보면서 설명하겠다.

첫 번째 저승사자 폐기종이라는 놈은 폐 세포를 보기만 하면 먹어버리는 먹성 좋은 저승사자다. 때문에 폐기종 환자는 폐포肺胞, 폐 조직 내에 있는 허파 꽈리 사이의 벽들이 파괴돼 탄력을 잃고 돌이킬 수 없을 정도로 확장돼 폐가 제 기능을 발휘하지 못하게 된다. 폐기종이 심해지면 불과 15cm 거리의 촛불도 입으로 불어 끄기 힘들어진다.

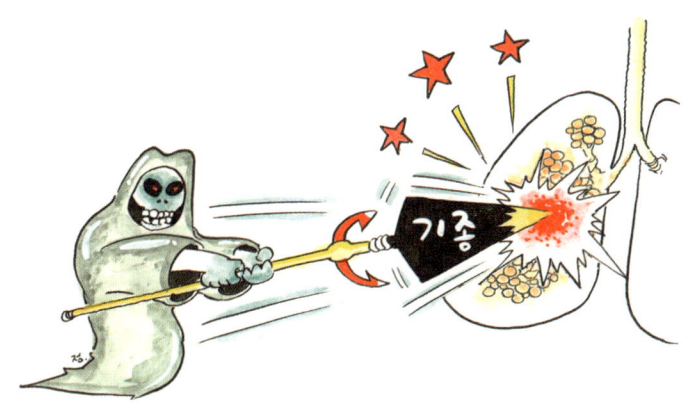

| 저승사자 1. 폐기종 |

기종 마귀의 가장 못된 습성은 그림에서 보시다시피 폐포를 보기만 하면 풍선처럼 빵빵 터뜨리는 것이다. 정상인의 폐포 수가 5억 개라면, 기종 마귀가 심술을 부리면 4억 개 → 3억 개 → 2억 개로 급속히 줄게 되고, 이에 따라 숨을 헐떡거리게 된다.

두 번째 저승사자 기관지 확장증을 빗대어 표현하자면 스키장에서 눈을 만들다 죽어 저승사자가 된 놈이다. 별명이 보여 주는 과거 전력으로 미루어 짐작할 수 있듯 하얗고 끈적끈적한 가래를 끊임없이 만들어 숨을 못 쉬게 방해한다.

인체는 폐에서 만들어진 점액들이 기관지에 모여서 기관지의 근육층이 움직임에 따라 섬모운동이 일어나 가래를 구강 밖으로 배출하는데, 가래 마귀가 기승을 부리면 가래가 만들어져도 기관지 탄력이 떨어져 몸 밖으로 배출하지 못하고 계속 쌓여 호흡 곤란에 이르게 된다.

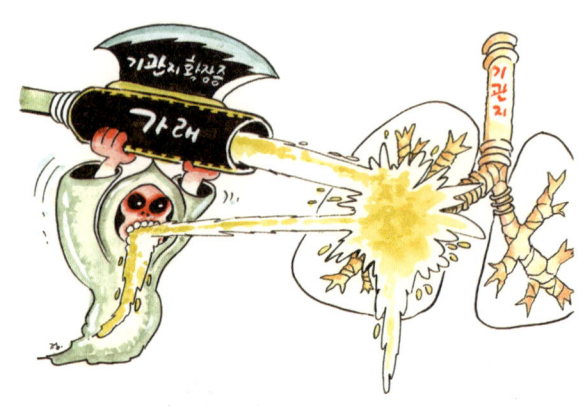

| 저승사자 2. 기관지 확장증 |

마지막 저승사자 폐섬유화는 폐를 딱딱하게 만들어 망가뜨리는 놈이다. 현미경으로 폐를 보면 마치 굳은 섬유질처럼 보여 폐섬유화라 이름하였다. 섬유화가 심해지는 말기에는 폐포가 산소 교환을 제대로 하지 못해 사망에 이를 수 있다.

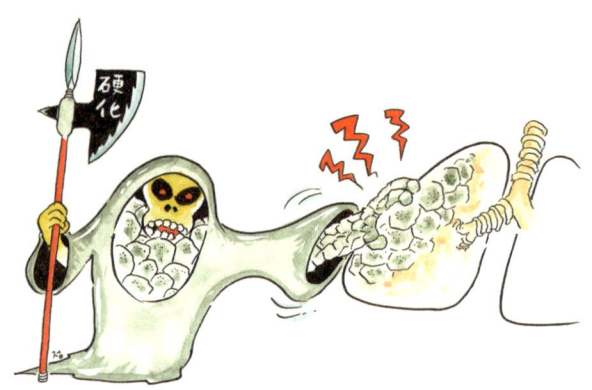

| 저승사자 3. 폐섬유화 |

폐기종과 기관지 확장증은 주로 오랜 시간에 걸쳐 만성적으로 오기 때문에

만성 폐쇄성 폐질환COPD으로 묶은 반면, 폐섬유화는 급성으로 진행되어 사망에 이를 수 있어 따로 분류한 것이다.

사실 폐기종, 기관지 확장증, 폐섬유화 이 세 가지 병이 다 폐와 기관지를 망가뜨리는 것이고, 폐가 망가져 있을 때 어느 순간 폐렴肺炎이 와 숨을 거둬간다. 튼튼한 폐를 생나무에 비유한다면, 중증 폐질환에 걸린 병든 폐는 마른 장작에 비유할 수 있다. 생나무는 불이 잘 안 나지만, 마른 장작은 불이 확 일어난다. 불 화火 자가 두 개나 붙은 폐의 염증炎, 즉 폐렴에 걸려도 생나무는 타지 않는다. 자생력으로 거뜬히 불길을 잡을 수 있지만, 마른 장작은 활활 타올라 죽음의 사신이 출동하기 전에 하하호호 분위기를 잡는다. 기종 마귀, 가래 마귀, 섬유 마귀가 폐렴이라는 사신의 앞잡이로 분위기를 잡고 죽음을 앞당기는 것이다.

양방에서는 이 세 저승사자를 불치병으로 간주한다. 전문 용어로 영구적 병변이라 하는데 원래 상태로 돌아가는 것이 불가능하다는 뜻이다. 그러나 나는 이에 반론을 제기한다. 이 악랄하고 지독한 저승사자들도 겁을 내는 몽둥이가 있으니 그것은 다름 아닌 '건강한 편도선'이다.

폐를 맑게 정화하여 폐열을 꺼주고 심폐기능을 강화하면 편도가 튼튼해져 내 건강해진 편도가 폐포를 다시 되살리는 모습을 관찰할 수 있다. 대체로 1년 6개월이 지나면 사라진 폐포의 절반 정도가 되살아나는 모습을 보인다. 폐기종, 기관지 확장증, 폐섬유화는 '완치'란 말을 사용하기가 조심스러울 정도로 환자의 3분의 1만이 5년 생존율을 보이는 무서운 질환인 만큼 '죽지 않는다'는 표현으로 대체하여 백분율을 내 볼 수 있다. 폐 기능 강화 요법으로 편강한의원에 내원한 3만 2천 명의 환자 중 지금까지 극소수의 사망자만을 보고 받았다. 연령에 따라 다를 수 있겠으나, 폐 기능 강화요법을 실천하면 70대 이하에서는 87% 이상, 80대에서도 80% 이상의 생존율을 예상할 수 있고, 90대에서도 75% 이상의 생존율을 예상할 수 있다.

폐를 왕에 비유한다면 편도선은 왕을 최측근에서 지키는 경호 실장이다. 이 편도선에게 편강탕이라는 무기를 제공하면 그 효력은 실로 놀랍다. 경호 실장이 그 흉악한 저승사자들도 겁내는 무적의 몽둥이가 되는 것이다. 탄로가를 읊었던 우탁 선생도 그렇게 평균 수명이 짧았던 고려 시대에 여든까지 장수한 것으로 보아 건강한 편도선이라는 몽둥이를 지녔다면 틀림없이 백발이 범접하지 못하도록 만들었을 거라는 재미있는 상상을 해본다.

건강 백세의 비결은 튼튼한 폐에 있고, 튼튼한 폐의 비결은 건강한 편도선에 있다. 오늘도 나는 이 시대 많은 사람들이 우탁 선생처럼 탄로가를 읊으며 늙어감을 탄식하기보다는 건강한 편도선을 통하여 활기찬 백수를 누리기를 소망한다.

반노환중 返老還中

편강이 지향하는 100세는 시리고 저리고 아픈 100세가 아니라 편안하고 건강한 활력 넘치는 100세이다. 다음 만화 컷은 인류 최초로 무병장수로 가는 길을 나타낸 백세지도다. 죽음의 계곡에 도사리는 기종, 가래, 경화 마귀를 불치병 때려잡는 편강 몽둥이로 당당히 물리치고 꿈에 그리던 '편강 100세 동산'을 향해 가는 사람들을 형상화한 것이다.

나는 반노환중返老還中 즉, 노년을 반납하고 중년으로 돌아가는 기적을 많은 환자들을 치료하면서 목격했다. 폐 기능 강화로 편도가 튼튼해지면, 각종 호흡기 질환은 물론 작은 호흡기인 피부도 좋아지고, 노년에 많이 오는 골다공증 같은 뼈 질환도 좋아지는 것을 생생하게 경험했다.

실제 예로 70대 전직 대학교수 김희영님의 사례를 소개하겠다. 지속적인 마른기침과 객혈을 동반한 호흡곤란으로 고통을 겪던 김희영님은 폐섬유화로 내원해

1년 동안 심폐기능을 강화하는 편강탕을 복용한 결과 기침과 가래, 호흡 곤란이 사라지고, 폐섬유화 완치 판정을 받았다. 더 놀라운 것은 키가 1.5cm나 컸다는 것이다.

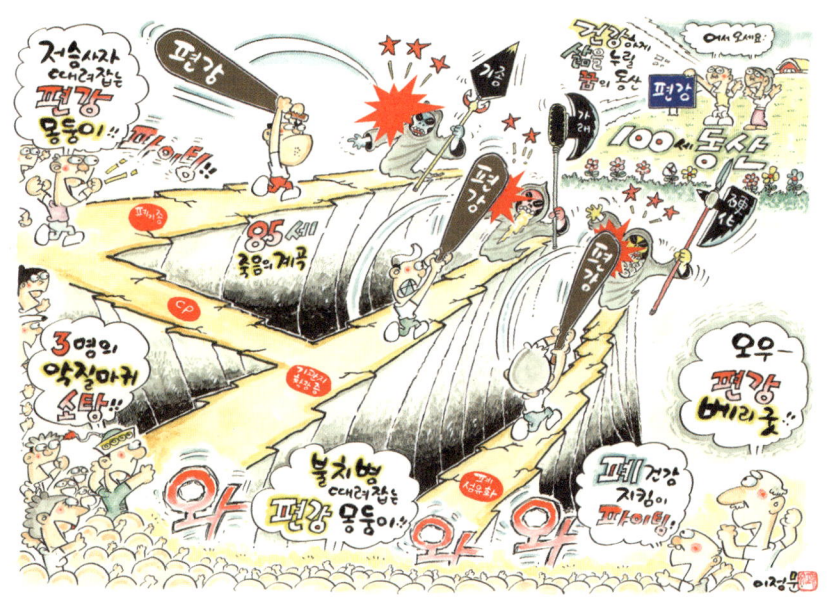

| 백세지도 제작. 서효석 그림. 이정문 |

폐가 튼튼해지니 피부가 좋아짐은 물론, 척추와 척추 사이에 짜부라 들었던 연골이 다시 살아나 탄력을 되찾은 모습을 보인 것이다. 이밖에 뼈세포 재생으로 골다공증을 앓고 있는 환자가 종합검진 결과 텅 비었던 골세포가 가을배추처럼 빵빵하게 채워져 골다공증이 치료된 사례도 있었다. 만성 감기를 치료하다 보니 검버섯이 사라지고 피부가 맑고 탱탱하게 윤기가 나 젊어졌다는 얘기를 듣는 변호사도 보았다. 표리表裏 즉, 피부와 뼈가 젊어지고 있다는 것은 반노환중의 상징이다. 노년기에 이르러 어린이까지는 아니어도, 중년으로 되돌아가는 것이다.

2012년 뉴저지에서 열린 미 동부 추석 대잔치 및 강연회 때 만난 에스더 정의 사연은 더 재밌다. 버겐카운티라는 큰 시의 시장인 버겐카운티장의 보좌관인 에스더 정은 가래에 피가 나와서 편강탕을 수출용 환약으로 만든 편강환을 먹기 시작했는데, 8개월 만에 가래도 사라지고, 피도 멎었다고 한다. 뜻밖에 점심시간에 백인들이 둘러싼 후 "당신 갈수록 젊어지는데 비결이 뭔지, 무얼 먹는지 보고 싶다"며 점심 식사를 검사하더란다. 폐가 좋아지면 피부 또한 젊어짐을 대변해 주는 사례다.

나는 지난 40여 년 동안 폐 기능 강화 요법으로 폐기종 1만, 기관지 확장증 1만 2천, 폐섬유화 1만 명의 치료자 수를 기록하면서 수많은 성공 사례를 경험했다. 특히, 기관지 확장증 환자는 폐에 가득 찬 가래가 계속해서 나오므로 가시적으로 치료되어 가는 과정이 눈으로 보인다.

기관지 확장증의 대표 증상으로, 바늘과 실처럼 따라다니는 것이 가래에 피가 비치는 것이다. 편강탕 복용 1년을 넘어서면 객혈이 없어진다. 피가 비치는 것은 폐에 분포한 혈관 자체가 약해져 있는 상태에서 인체가 가래를 몸 밖으로 배출하기 위해 센 기침이 연속될 때 혈관이 견디지 못하고 터져서 나오는 것이다.

폐출혈은 가래 따라 나가면 크게 위험하지 않다. 오히려 객혈 자체보다는 환자가 피를 보고 공포심을 느껴 가슴이 두근거리고 스트레스를 받게 되면, 2차적으로 공포심 자체가 병의 악화 요인이 될 수 있다.

기관지 확장증이란 병을 바로 이해하면 걱정할 것이 없다. 오히려 혈관이 터질 때마다 새로운 혈관이 만들어져 6개월이 넘으면 새 혈관으로 바뀌게 되고, 약한 혈관 몇 가닥 남는 정도에 불과해서 몇 차례 출혈이 있으면 예전의 혈관이 사라지고 새로운 혈관으로 업그레이드되는 계기가 될 수 있다. 헌혈하는 사람의 1회 헌혈 양 350ml에 비하면 객혈 때 나오는 피는 새 발의 피鳥足之血에 지나지 않는다.

이제 인류의 골칫거리 폐기종, 기관지 확장증, 폐섬유화라는 저승사자 3인방을 뿌리 뽑았으니, 남은 것은 하나. 재발하지 못하도록 지키는 것이다. 재발을 막으려면 당연히 감기를 막아야 한다. 언제나 감기가 비염과 천식을 불러온다. 아쉽게도 세상에는 감기 예방약이 없으나 오로지 튼튼한 편도만이 감기에 걸리는 것을 막는다. 감기가 오다 말대요, 감기가 지나가대요, 감기가 올똥말똥 하대요. 이렇게 미약한 감기는 비염이든 천식이든 중증 폐질환이든 재발시킬 수 없고, 근본적으로 치료가 된 것이다.

편강의학의 미래

늙지 않기보다 곱게 늙기

　오래전의 일이지만 '웃으면 복이 와요'인가 하는 코미디 프로그램에서 아들의 긴 이름을 4분의 3박자로 유창하게 불러서 사람들을 웃겼던 적이 있다. 4대 독자 아들이라 오래 살라고 긴 이름을 붙였는데 아들이 물에 빠진 위급한 상황에서 이를 알리러 온 하인과 주인 대감이 번갈아 가며 그 이름을 부르느라 경황이 없었던 것이다. 그 풀 네임을 소개하면 다음과 같다.

　"김~ 수한무 거북이와 두루미 삼천갑자 동방삭 치치카포 사리사리센타 워리워리 세부리캉 무두셀라 구름이 허리케인 담벼락 서생원에 고양이 고양이는 바둑이 바둑이는 돌돌이"

　엉덩이를 흔들며 둘이 불러대던 그 장면을 생각하면 지금도 웃음이 난다. 정작 그 아들은 긴 이름 때문에 매번 죽을 지경에 처하는데 이름 속에 등장하는 거북이, 두루미, 동방삭, 무두셀라 등등은 장수의 표본으로 여겨서 넣은 것이다.

특히 삼천갑자 동방삭은 중국 전한 前漢 무제 武帝 때의 사람으로 전해져 내려온다. 1갑자가 60년이니 3천 갑자면 18만 년을 살았다는 이야기가 된다. 서왕모 西王母라는 선녀의 불사약인 복숭아를 따 먹고 그렇게 오래 살았다는 이야기인데, 어쨌든 동양에서는 장수 長壽의 상징으로 거론되는 이름이다.

삼천갑자 동박삭까지는 아니라도 장수하면서 멋있게 늙는 것을 의미하는 '웰에이징 well-aging'이란 개념이 최근 각광받고 있다. '안티에이징 anti-aging'이 노화 자체를 부정적인 것으로 보고 노화를 극복해야 할 장애로 본다면, 웰에이징은 노화를 긍정적인 생명 현상으로 받아들이고 나이에 맞는 자연스러운 아름다움과 건강을 지키며 익어가는 지혜로움을 중시한다.

그렇다보니 안티에이징 추종자들은 어떻게든 안 늙어 보이기 위해 성형 수술과 보톡스 주입, 피부 관리 등에 집중한다. 그 결과 외모 지상주의와 미용 산업의 상술에 휘둘리게 된다. 반면 웰에이징을 따르는 사람은 행복하게 늙어가기 위해 열정과 사랑, 여유, 용서, 봉사, 아량, 친밀한 대인 관계, 부지런함 등의 덕목을 갖추기 위해 자기 개발과 긍정적인 마인드, 실천하는 삶의 방향으로 쉼 없이 나아간다.

외양적 젊음에 집착할 것인가. 내면적 아름다움에서 우러나는 성숙한 노년의 얼굴을 가질 것인가는 당신의 선택에 달렸다.

무병장수의 꿈

무병장수를 향한 인간의 욕망은 인간의 역사만큼이나 오래되었다. 죽음, 그리고 통증에 대한 두려움은 사람들로 하여금 치료법을 탐구할 동기를 제공하였다. 오랜 세월 시행착오를 거친 결과 몸이 어떤 증상을 보일 때 어떤 처방을 해야 하는지 나름대로의 방법을 터득하기에 이르렀다.

이에 따라 지난 한 세기 현대 의학은 인간을 죽음으로부터 보호해 주는 절대적인 수호신이었다. 덕분에 인류의 평균 수명은 두 배로 늘어났으며, 영아 사망률도 현저히 감소했다. 하지만 그 어떤 병도 낱낱이 해부해 그 실체를 파악해 낼 수 있을 것만 같았던 현대 의학은 만성 질환에서부터 사스SARS에 이르기까지 분명한 원인이나 해결책이 없는 질병의 출현으로 위협받고 있다.

건강에 대한 관심이 급증하고 의학 기술이 발전하고 있는데도 질병과의 전쟁은 아직 힘겹고 지루한 여정이다. 전반적으로 볼 때 현대인의 생활 수준과 건강 상태가 과거보다 향상되었다는 사실에는 의심의 여지가 없다. 그럼에도 인간이 질병의 그늘로부터 벗어나는 일은 아직도 요원해 보인다. 천연두와 페스트가 퇴치됐어도 그보다 파급력도 세고 복잡한 형태의 질병이 새로 등장했다.

왜 그럴까? 문제는 생활 양식의 변화이다. 특히 20세기에 새로 나타난 질병 중에는 그 원인이 바이러스 감염이 아닌 생활 습관에서 비롯된 것이 여럿 있다. 이런 질병은 생활에 변화가 없는 한 치료가 어렵다는 공통된 특징을 가지고 있다.

그 대표적인 예가 아토피성 피부염이다. 한 통계에 따르면 한국 국민의 15%가 아토피 환자이며, 성인 아토피 환자 비율도 급증하는 추세다. 명칭 자체가 그리스어로 '알 수 없는'이라는 뜻을 지닌 아토피는 어느 정도 유전성을 지니고 있는 것으로 밝혀졌다.

하지만 불과 10년 사이 환자 수가 급증했다는 사실은 그 원인이 도시화된 환경에 있음을 짐작케 한다. 신체가 노출되어 있는 모든 환경, 즉 공기, 음식, 의복 등의 오염이 극심한 속에서 정신적 스트레스까지 더해지자 면역 체계가 이상을 일으킨 것이다.

난치병 정복의 그날까지

바람과 태양이 길을 가다가 마주쳤다. 둘 다 만만치 않은 힘을 가진 터라 서로 자기가 세다며 말싸움이 붙었는데 우열을 가리기가 어려웠다. 그래서 둘은 시합을 해서 결판내기로 했다.

마침 아래를 보니 지나가는 사람이 있어 그가 입고 있는 웃옷을 누가 먼저 벗기는가로 시합에 들어갔다. 힘이라면 자신 있는 바람이 먼저 나섰다. 바람이 있는 힘을 다해서 강풍을 뿜어대니 옷은 물론 사람도 날아갈 지경이 되었다. 그러나 그 사람은 바람이 세지면 세질수록 더욱 옷을 꽉 붙들어서 길바닥에 나뒹굴면서도 끝끝내 옷자락을 놓치지 않았다.

지쳐 버린 바람이 물러서자 이번에는 태양 차례가 되었다. 태양은 따뜻한 기운을 사람에게로 보냈다. 몸이 따뜻해지더니 이윽고 땀이 솔솔 나게 되자 그 사람은 스스로 옷을 훌떡 벗어젖혔다.

힘이나 기술이 있다고 상대가 다 정복되는 것은 아니다.

질병도 마찬가지다. 의학이 발전하는 만큼 질병도 발전한다는 말이 있다. 병이 있으면 약이 있다는 식으로 의학의 발전에만 기대려고 해서는 한계가 있다. 실제로 현대 의학이 항생제를 남용한 결과 그동안 인류가 개발한 3대 항생제가 모두 새로 발생한 세균에 대해 효력이 없어서 환자의 생명을 구하지 못하는 사례가 속출하고 있다. 신과 자연의 섭리에 역행하는 인위적인 약물 치료가 불러온 비극이다.

인체가 스스로 병을 예방하고 치유토록 해야 한다. 즉 평소에 건강 관리를 잘 함으로써 면역력과 자가 치유 능력을 길러두어야 한다. 생활 습관 개선이나 면역력과 자가 치유 능력의 증강 없이 의학의 힘에만 의존해서는 결코 무병장수의 꿈을 이룰 수 없다.

인간이라면 누구나 자가 치유 능력을 지니고 있다. 신체가 손상을 입더라도 알아서 원래 상태로 복원하는 능력을 가지고 있는 것이다. 그러므로 세상의 모든 치료는 사실상 자가 치유 능력을 이용한 것이라고 할 수 있다. 아무리 최첨단의 외과 수술을 받았다 할지라도 상처가 스스로 아무는 자가 치유 능력이 없다면 결국 죽을 수밖에 없다.

문제는 앞에서도 지적한 것처럼 현대 문명의 잘못으로 인해 이 자가 치유 능력이 저마다 저하되어 있다는 것이다. 자가 치유 능력이란 몸을 가장 자연스러운 상태로 만들어 주는 것이다. 장기들이 원래 주어진 기능을 100% 수행할 수 있게만 해주면 병이 날 이유가 없다.

편강탕이 호흡기 질환을 넘어 여러 난치병에 효과를 보이는 사례가 잦아지는 이유도 바로 이 면역력과 자가 치유 능력 강화에 있다고 본다. 면역력과 자가 치유 능력의 핵심은 폐에 있으므로 폐 기능을 활성화시켜 모든 사람이 무병장수의 꿈을 이루는 그날까지 편강의학 연구는 멈추지 않을 것이다.

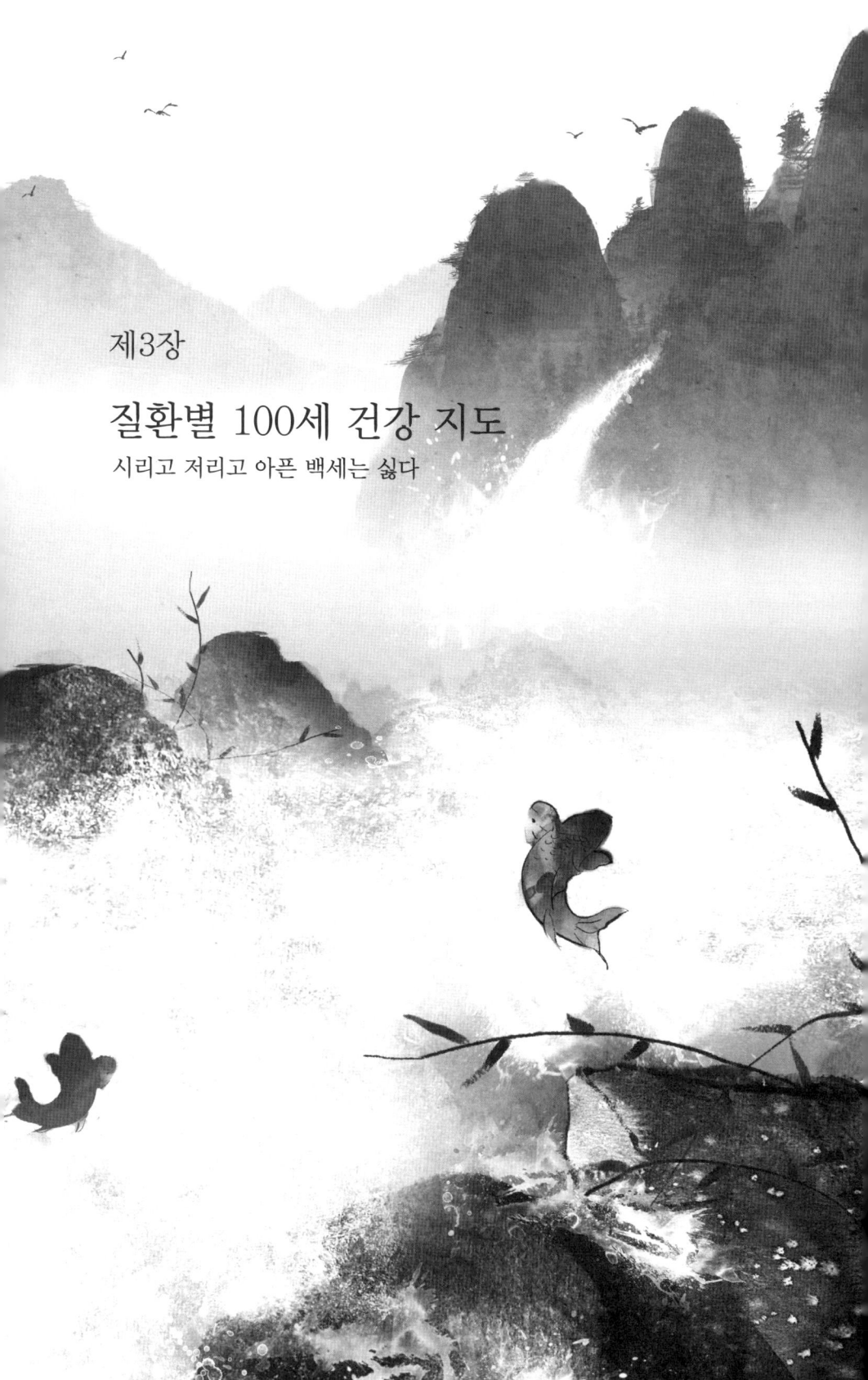

제3장

질환별 100세 건강 지도
시리고 저리고 아픈 백세는 싫다

"해 보기나 했어?"
가난한 집 장남으로 태어나 초등학교밖에 나오지 못한 고㈜ 정주영 회장이 세계적인 자동차, 건설 회사를 일구며 자주 했던 말이다. 100세 고지에 오를 때에도 질환별 이정표를 세우고 지도가 완성됐다면 몸소 실천하는 것이 무엇보다 중요하다. 이때 정주영 회장의 또 다른 명언을 떠올리며 자기 최면을 걸면 성공 확률은 더욱 높아진다.

"무슨 일이든 할 수 있다고 생각하는 사람이 해내는 법이다!"

이 장에서는 호흡기 질환, 피부 질환, 기타 질환으로 항목을 나눠 돌연사를 불러오는 폐렴이나 중간사의 원인이 되는 암, 중풍, 심혈관 질환의 치료법을 알아본다. 아울러 무병장수의 끝에서 기다리는 세 마리의 저승사자 폐기종, 폐섬유화, 기관지 확장증을 극복해 노사老死를 막는 방법도 알아본다.

돌연사를 포함한 중간사를 예방하고 폐 세포의 부활로 노사까지 막으면 '10년 세월의 강'을 훌쩍 뛰어넘어 누구나 100세 고지에 도달할 수 있다. '시리고, 저리고, 아픈 100세는 싫다. 편안하고 건강한 100세를 다오!'를 슬로건으로 내걸고 이제 100세 지도를 따라 걸어가 보자.

호흡기 질환

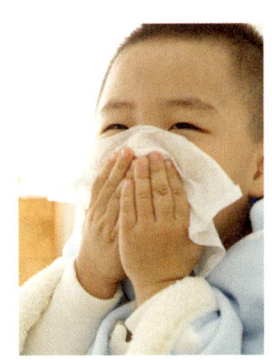

만병 부르는 감기

인류 최대의 골칫거리인 감기는 찬 기운을 맞거나 원래부터 체질이 허약하고 지속적인 피로나 스트레스에 노출돼 면역력이 약해졌을 때 우리 몸 최고의 수비대인 편도선이 무너지면서 바이러스나 세균이 호흡기에 잠입하여 발생한다.

대개 충분히 휴식을 취하고 따끈한 물이나 차를 마시면서 비타민 C를 꾸준히 섭취하면 자연 치유된다. 하지만 바쁜 일상에서 마음대로 쉬는 것이 가장 어려운 현대인들에게는 충분한 휴식만큼 지키기 어려운 주문도 없을 것이다. 이 때문에 서둘러 이비인후과에 가서 해열제와 항생제를 받아와 인위적으로 열을 내리고 기침을 멈춘다. 약에 의존해 증상을 없애면 오히려 면역 체계를 강화할 기회를 빼앗겨 장기적으로는 자가 치유 능력이 떨어져 다음번에는 감기를 더 호되게 앓게 된다.

인체가 어떠한 증상을 보이는 것은 다 이유가 있다. 감기에 걸렸을 때 열이 나는 것은 외부로부터 들어온 감염 요인들과 싸울 면역 세포를 늘리기 위한 과정이다.

또 기침을 하는 것은 몸으로 들어온 세균이나 이물질을 밖으로 내보내는 것이다. 가래가 끓는 것은 호흡기에 들어온 세균을 물기에 묻혀 내보내는 역할을 하는 것인데, 증상을 없애는 데만 혈안이 되어 약을 쓰면 면역 체계가 저항력을 잃어 여러 가지 세균들이 인체를 넘보게 된다. 따라서 항생제, 거담제에 의존하고 인위적으로 코를 빼내는 일이 반복되면 나아지기는커녕 '코감기 → 목감기 → 비염 → 축농증·중이염·결막염'으로 깊어지고, 화학약독에 내성이 생겨 더 이상 약을 써도 듣지 않아 천식이나 중증 폐 질환의 늪에 빠질 수 있다.

그렇다면 어떻게 해야 면역력을 강화시켜 스스로의 힘으로 악화와 재발의 순환고리를 끊을 수 있을까. 필자는 그 답을 편도선 강화에서 찾았다. 인체에 들어오는 각종 바이러스를 식균 작용으로 퇴치하는 우리 몸 최대의 면역 체계가 편도선이기 때문이다. 편도선은 폐에 열이 쌓여 기혈 순환이 막히고 신체의 수분 대사가 원활하지 못할 때 약화된다. 그러므로 편도선을 강화하려면 청폐淸肺 작용으로 폐를 정화하고 폐포 곳곳에 쌓인 열을 내려 인체의 원기를 북돋우려는 노력이 선행되어야 한다.

폐에 좋은 사삼, 길경, 금은화, 맥문동 등 10여 가지 약재를 황금 비율로 조합해 만든 편강탕 처방도 편도선을 강화하여 인체 전반의 면역력과 자가 치유 능력을 높이는 원리로 개발한 것이다. 가래나 기침이 기본적으로 동반되는 감기, 폐렴, 기관지염, 비염, 축농증, 기관지 천식 등 호흡기 질환자의 80%가 폐 기능 강화를 통한 편도선 정상화로 근본 치유의 기쁨을 맛보았으니 임상으로도 치료 효과가 증명된 셈이다.

강화된 편도선으로 면역 저항성을 높였다면, 평소 생활 속에서도 감기 예방을 위한 수칙을 지켜 재발을 막아 보자. 손을 자주 씻고 양치를 깨끗이 하여 구강 위생에 신경 쓰고, 목을 건조하게 하는 커피, 술, 담배는 삼간다. 되도록 따뜻한 보리차를 많이 마시고, 음식을 삼키기 어렵다면 죽처럼 자극이 적은 음식을 먹도록 한다.

공기가 건조하지 않도록 가습기를 사용해 적정 습도를 유지하고, 1시간에 10분 정도는 실내 공기를 환기시켜 준다. 실내 온도는 너무 춥거나 덥지 않은 20℃ 정도가 적당하며, 여름철에는 과도한 냉방으로 인한 체온 변화에 대비해 겉옷 하나를 준비하는 센스도 잊지 말아야 할 것이다.

초기 감기의 경우 집에서 간단한 방법을 써 볼 수도 있다. 먼저 두통이나 오한에는 된장국에 파뿌리와 생강을 넣어서 푹 달여 먹으면 효과가 있다. 기침에는 호두죽이 좋고, 목감기에는 도라지와 귤껍질이 좋다. 깻잎을 달여서 먹어도 좋고, 열이 많이 날 때는 얼음찜질보다 두부를 으깨서 열이 나는 곳에 대주면 열이 내리는 효과를 볼 수 있다. 평소 감기를 예방할 수 있는 약재로는 생강, 도라지, 감초, 마늘 등이 꼽힌다.

침을 삼킬 수 없어요! 편도선염

편도선이란 구강 안쪽 인두의 경계에 있는 한 쌍의 타원형 융기이다. 우리가 흔히 말하는 편도는 정확하게는 구개편도를 지칭한 것이다. 입을 벌렸을 때 목 속 인두의 옆면에 있는 것으로 혀를 누르면 잘 보인다. 넓적한 복숭아씨 모양이어서 현미경으로 보면 이 점막층에 면역 체계인 림프구가 밀집되어 있다.

구개편도와 구조가 같은 것들이 설근舌根의 점막에도 있는데 이를 설편도라 한다. 인두편도는 인두의 위쪽 벽에 있는 것으로 아데노이드adenoid라고도 하며, 이외에도 코와 목구멍 사이에 이관편도가 있다.

우리가 흔히 말하는 편도는 구개편도로 세균 감염을 가장 잘 일으키는 곳이기도 하다. 한의학에서는 구개편도가 부은 모양이 어린누에처럼 생겼다고 해서 '유아乳蛾'라고도 부른다. 편도선은 아이가 성장하면서 발달하다가 사춘기 이후 성장 속도가 조금씩 멈추며 염증의 발생 빈도도 낮아진다.

편도선은 붓지만 않으면 이상이 없는 것으로 보지만 실제로 개개인의 편도선 건강 상태는 각기 다르다. 점수로 말하자면, 편도선이 자주 붓는 경우는 낙제점인 50점, 감기와 기관지염을 1년에 두세 차례 앓는다면 70점, 고유의 소임을 다하여 편도선염과 감기, 기관지염, 폐렴 등을 예방하면 100점에 해당된다. 100점을 받은 사람들의 공통점은 폐 기능이 정상적으로 작동해 면역 식별 능력이 뛰어나다는 것이다.

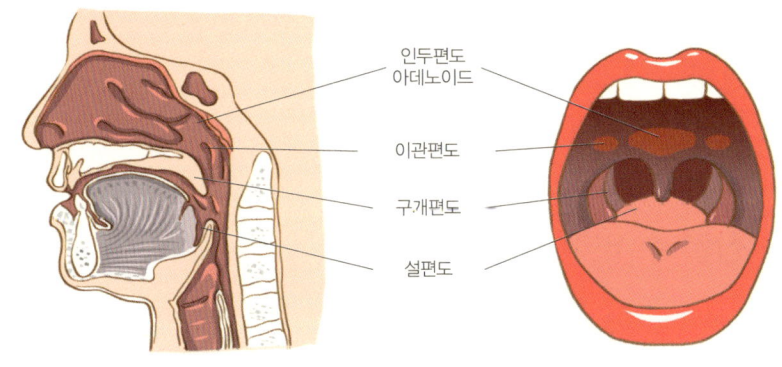

| 편도의 위치 |

어떤 사람이 편도선염을 앓고 있다면 그것은 폐렴균 등이 편도선 내에 침입하여 임파구들과 싸우고 있음을 뜻한다. 튼튼한 편도선이라면 구강이나 비도에서 병원균들을 거뜬히 물리칠 텐데, 병약한 편도선은 건강한 임파구 지원병이 부족하여 전투를 오래 끌면서 침 삼키기도 괴롭고, 고열에 쿡쿡 쑤시는 몸살을 앓게 된다. 이처럼 폐 건강의 바로미터인 편도선은 우리 몸을 지키는 최고의 면역 체계로 그 중요성은 이루 말할 수 없다.

그러나 현대 의학에서는 편도선의 중요성을 가볍게 여겨 왔고, 심지어 맹장처럼 붓기 전에 미리 수술해 두는 것이 말썽의 소지를 없애 건강에 유익하다는 의견이 있었을 정도다. 당장 불편하다고 우리 몸 방어망의 첨병인 편도선을 없애버리면 인체는 각종 병원균과 바이러스, 균류 및 기생충으로 가득한 몸 밖의 병원체들에 쉽게 노출돼 온갖 질병에 시달리게 된다.

일반적으로 편도선을 떼어내는 것은 편도가 네 개여서 하나를 떼어도 나머지 세 개가 보상 작용을 해서 기능을 메워 준다고 생각해서이다. 그러나 임파선의 왕인 구개편도를 떼어내면 호흡기나 위장관에서 외부 항원과 자신의 항원을 구분하고 적절한 인체 방어 기전을 작동시키는 점막粘膜 면역이 약화돼 세균들이 옳다구나! 하고 기도로 잠입해 자기 세상처럼 몸을 괴롭혀 더 자주 편도선염을 앓게 된다.

더 큰 문제는 편도를 떼어내면 30~40년 후 천식이 발병할 확률이 훨씬 높아진다는 사실이다. 편도선 절제술을 보통 청소년기에 하면 그때는 체력이 증진되고 면역력이 향상되는 시기이므로 느끼지 못하다가 중장년 때 체력이 약화되면서 편도가 무너져 노년기에 천식의 늪에 쉽게 빠지게 된다.

하늘이 지어준 대로 사는 삶이 얼마나 소중한지 편도선 수술을 고민하는 분들은 한번쯤 생각해 볼 일이다. 편도선염이 괴롭다면 수술 없이 편도선염을 근본적으로 치료할 수 있는 방법을 찾아야 한다. 무엇보다 오장육부의 으뜸인 폐에 원기를 북돋아 적열을 없애는 청폐淸肺한약으로 폐를 맑게 정화하여 폐포의 기능을 정상화시켜 전신의 임파구들이 강화되는 원리로 치료하면 '낙제점 편도'가 '100점 편도'로 거듭나게 된다. 그 결과 알레르기 체질이 정상 체질로 개선되어 편도선염뿐 아니라 각종 호흡기 질환과 피부 질환도 예방할 수 있다.

편도선염의 대표적인 증상은 목의 통증과 오한, 발열, 두통, 떨림, 관절통 등이다. 감초와 결명자, 도라지 달인 물로 목을 헹구어 내면 열을 내리는 효과가 있다. 금귤을 달인 물이나 비파 나뭇잎, 우엉, 달래, 배즙 등도 좋다. 매실은 해열 및 살균,

해독 작용을 하므로 매실액을 물에 희석하여 마시면 부은 목이 가라앉는다. 따뜻한 차를 자주 마시면 염증이 생긴 목 주위에 열이 가해져 통증이 줄어든다. 이때 차가 목에 오래 머물도록 천천히 마시면 좋다.

편도선염이 심할 때는 자극적이지 않은 유동식을 먹는 것이 좋다. 계란, 우유, 미역국, 푸딩 등 부드러운 음식은 목을 편안하게 해 준다. 커피, 초콜릿, 자극적인 조미료 등은 삼간다.

치료도 중요하지만 예방은 더 중요하다. 평소 무리한 활동을 피하고, 전반적으로 인체의 컨디션에 부담을 주는 음주와 흡연은 삼가는 게 좋다. 스트레스는 긍정적인 운동이나 취미 활동을 통해 풀고 과로하지 않는 것이 가장 중요하다.

돌연사의 원인 폐렴

문상을 가서 여쭈면 폐렴으로 돌아가셨다는 분들이 많다. 실제로 2013년 통계청 자료에 따르면 폐렴은 한국인 사망 원인 6위로, 인구 10만 명당 21.4명이 폐렴으로 사망했다. 이는 교통사고로 사망한 사람 수 10만 명당 11.9명 보다 많다. 고령자일수록 면역력이 약해 감기에 잘 걸리고, 폐렴으로 악화될 확률도 높아 각종 합병증으로 전이돼 중간에 가래 끓다가 사망하는 경우가 늘고 있다.

인권과 민주화 운동의 상징으로 세계인의 존경과 사랑을 받아온 넬슨 만델라 전 남아공 대통령을 쓰러뜨린 것도, 근대 싱가포르 건국의 기틀을 세운 리콴유李光耀 전 싱가포르 총리와 한국 최초의 노벨 평화상 수상자 김대중 전 대통령이 타계한 것도, 마이클 잭슨으로부터 백지 수표와 함께 전속 디자이너가 되어 줄 것을 제안 받았을 때 "나는 대한민국을 대표하는 디자이너다. 개인의 전속이 될 수 없다."고 거절했다는 일화로도 유명한 앙드레 김의 결정적인 사인死因도 폐렴이었다.

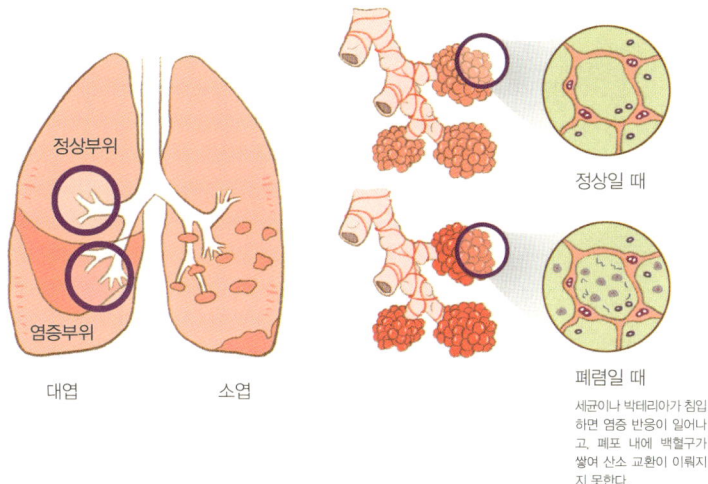

| 정상 폐와 폐렴에 걸린 폐 |

　폐는 항상 깨끗해야 한다. 폐에 이물질이 들어가면 폐장이나 비장의 면역시스템과 피하 결합 조직 부위로 그 이물질을 쫓아내려는 반응계가 작동한다. 그런데 반응계가 둔해지거나 이물질이 너무 많아 충분히 처리할 수 없는 경우에는 폐의 면역계에 위임하게 된다. 그러다가 폐포가 괴사하고 그곳에 다시 폐렴 유발균이 침입하면 죽음에 이르는 것이다. 이 경우에는 확실한 자각 증상이 나타나지 않기 때문에 알아채지 못하는 상태로 한밤중에 자다가 돌연 죽는 경우도 있다.

　우리 몸속에서 면역력을 발휘하도록 만드는 핵심적인 원동력이 바로 '원기元氣'이다. 아기가 높은 울음소리로 세상에 탄생을 알리는 첫 숨부터 실려 오는 원기는 생명이 다하는 마지막 날까지 생명 현상을 유지하고 건강을 지켜 준다.

　이러한 원기는 생명의 탄생과 모든 활동의 전제 조건인 대기와 천연 물질의 존재로부터 비롯된다. 이때 생명의 원천인 대기를 듬뿍 받아들여 우리 몸에 수용하는 기관이 바로 폐다. 폐는 또한 인체 내부에서 모든 기氣를 주관하며 대부분의 노폐 가스를 모아서 몸 밖으로 버린다.

폐와 원기는 이렇듯 밀접한 관계가 있으므로 몸의 원기를 충실하게 해서 면역력을 높여 주면 건강을 지킬 수 있다. 그러므로 꾸준한 운동과 한약 요법으로 폐 세포를 건강하게 가꿔 그 기능을 활성화하면 튼튼해진 편도에서 힘을 얻은 임파구들이 식균 작용으로 목을 지켜 원인 질환인 감기나 독감, 기관지염을 예방함은 물론 폐렴으로 전이되는 것을 막을 수 있다.

폐렴은 초기에는 고열과 기침, 가래 등 감기와 비슷한 증상을 보이지만, 걸린 지 1~2주 지나면 증상이 급속도로 나빠진다. 주증상은 숨 쉴 때마다 가슴이 쑥쑥 들어가고, 숨을 내쉴 때 그르렁 소리가 나거나 쌕쌕거리는 숨소리가 난다. 얼굴이 창백해지고 입술이나 손, 발끝이 새파랗게 질리는 청색증이 나타나기도 한다. 배에 가스가 차면서 팽팽해지기도 하며, 잘 때 숨쉬기 힘들거나 기침이 멎지 않아 괴로워지기도 한다. 이때는 목과 머리, 상체를 높여주거나 비스듬히 누워 등을 쓸어 준다.

한방에서는 폐렴 환자들에게 열독을 없애고 염증을 가라앉히며 가래를 삭이는 약재와 폐의 진액을 보충해 주는 약재를 가감하여 탕약을 처방한다. 이 탕약은 폐열로 달궈진 폐에 차가운 기운을 주면서 기침을 가라앉히는 효과가 있다.

집에서도 오미자, 무화과, 과루인瓜蔞仁, 하눌타리의 씨을 끓여서 차처럼 마시면 폐렴 치료에 도움이 된다. 금은화인동꽃는 항균 작용이 강해서 독을 풀어 주고 열을 내리는 효과가 있어 폐렴뿐만 아니라 독감이나 기관지염에도 좋다.

어디서나 쉽게 구할 수 있는 단호박 꿀찜을 만들어 먹어도 좋다. 꼭지가 싱싱한 늙은 호박을 골라 꼭지 주위를 둥글게 도려내어 뚜껑으로 사용할 수 있도록 떼어 낸 후 호박의 속과 씨를 모두 파내고 꿀 한 컵을 붓고 떼 낸 꼭지를 뚜껑 삼아 덮어 준다. 찜통에 베 보자기를 깔고 꿀 넣은 호박을 안쳐 1시간 30분 정도 쪄서 먹거나 즙을 짜서 마시면 호박에 함유된 비타민 A의 일종인 카로틴과 비타민 C가 목구멍과 기관지의 점막을 튼튼하게 하여 염증을 완화시킨다.

365일 코감기 비염

환절기가 되면 한의원은 더욱 붐빈다. 가벼운 코감기나 목감기 때문에 내원한 경우도 있지만, 평소 알레르기 유발 물질에 민감하게 반응하는 알레르기 체질의 사람들이 365일 코감기에 시달리다 심한 일교차 때문에 증상이 악화되면서 만성 비염이나 축농증, 중이염으로 번져 뒤늦게 내원하는 경우도 많다.

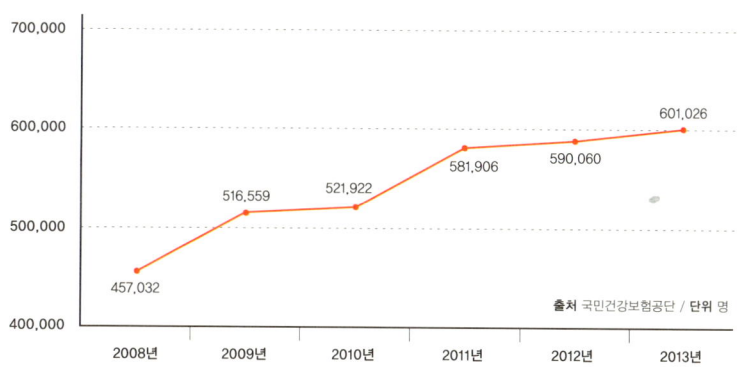

| 알레르기 비염 진료 환자 추이 |

비염 환자들의 공통적인 증상은 콧물, 코막힘, 재채기, 눈과 코, 입천장 가려움증 등을 꼽을 수 있다. 여기서 한 단계 더 나아가 비염이 만성화되면 구개편도나 인두편도와 같은 임파 조직이 병적으로 비대해져 코가 막히고 입을 벌리고 숨을 쉬게 된다. 이 때문에 입 냄새는 심해지고, 밤에 잘 때는 코를 골며, 입맛이 없어 반찬 투정이나 편식을 하게 된다. 밥 먹을 때 구강 압력을 받아 뻐드렁니가 될 수 있고, 입 호흡이 주걱턱을 만들어 얼굴 형태가 변형될 수도 있다.

더 큰 문제는 집중력 저하다. 비염이 있는 아이들은 만성적으로 산소가 부족한 상태이기 때문에 두통이 생기고, 성인이 된 후에도 고혈압이나 동맥 경화 등에 걸릴 위험이 높다. 비염은 아이의 정신 건강에도 영향을 미쳐 아이가 코에 신경을 쓰다 보면 주위가 산만해지고 정서 불안과 함께 성격이 난폭해질 수도 있다. 비염은 숙면을 방해해 성장 호르몬 분비가 원활하지 못해 성장에도 걸림돌이 된다. 따라서 어린아이일수록 비염 치료는 서두르는 것이 좋다.

한방에서는 폐개규어비肺開竅於鼻 혹은 폐주비肺主鼻라 하여 폐가 코를 주관한다고 본다. 따라서 폐를 튼튼하게 하면 알레르기 유발 물질이나 극심한 일교차에도 견딜 수 있는 저항력을 기를 수 있다. 〈동의보감〉에서도 언급했듯 콧물의 원인에 따라 탁한 콧물은 바깥의 찬 기운이 속에 있는 열을 억눌러서 생기고, 맑은 콧물은 풍사風邪에 상하고 폐가 차서 생긴다. 그러므로 폐의 기운을 북돋아 수분 대사를 원활하게 하여 기혈 순환을 촉진시키면 자연히 비염을 치료할 수 있다.

단순히 콧물이나 코막힘의 증상을 완화시키는 일시적 치료보다는 청폐淸肺한약으로 알레르기 체질을 정상 체질로 개선시켜 갑작스런 기온 변화나 환경 변화에 대한 적응력을 키우고, 면역 식별력을 높이는 것이 부작용과 재발 없이 완치에 이르는 지름길이다.

집에서도 약차를 만들어 수시로 마시면 도움이 된다. 비염이 심하지 않을 경우에는 상백피뽕나무 뿌리껍질차, 유근피참느릅나무 뿌리껍질차, 신이화목련 꽃봉우리차, 녹차, 영지차, 삼백초 달인 물이나 수박이나 감자 등을 달여서 복용하면 좋다. 족욕으로 혈액 순환을 촉진시키고 콧마루 양쪽을 20~30회 정도 문질러 주면 코가 뚫리고 폐를 윤택하게 하여 치료에 도움을 준다.

가공식품은 알레르기의 원인이 될 수 있고, 단백질 식품을 지나치게 많이 섭취하는 것도 좋지 않다. 현미 잡곡밥에 무, 우엉, 당근, 해조류, 어패류, 매실, 버섯 등을 섭취하면 알레르기를 멀리할 수 있다.

비염 쇠면 축농증

　감기를 초기에 잡지 못하면 비염이 되고, 비염을 근본적으로 다스리지 못해 염증이 심해지면 맑은 콧물이 누렇게 변하면서 축농증으로 발전한다. 그 원리를 차근차근 설명해 보겠다. 콧물이 콧속에서 따라 흐르는 길이 있는데, 그곳이 바로 부비동이다. 부비동 벽에는 작은 솜털과 점막이 있어서 콧물이 이곳을 지나면서 세균을 없애기도 하고 뇌의 열을 식히기도 한다. 그런데 감기나 비염에 걸려 점막이 부으면 부비동 입구를 막아 버린다. 입구가 막혀 있으니 신선한 공기가 들어가지 못하고 부비동에 고여 있던 콧물이 밖으로 나오지 못하면서 세균과 곰팡이가 자리를 잡는다. 흐르지 못한 콧물은 고여 있다가 염증이 되는데, 이것이 바로 축농증이다. '농이 고여 있다'고 하여 축농증이라 하지만 사실은 축농증이라는 표현보다 부비동염이라는 말이 더 정확하다.

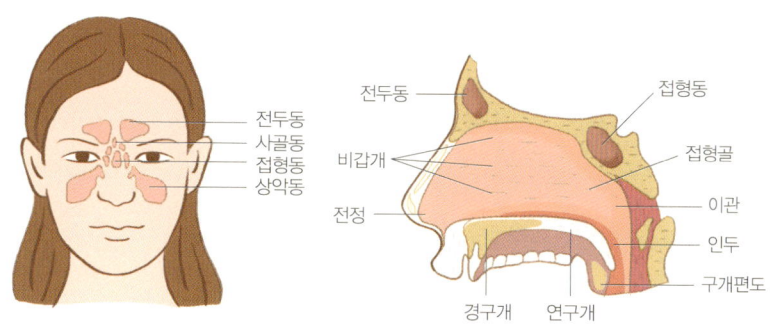

| 부비동의 위치 |

　부비동은 뇌를 감싸는 두개골의 대부분을 받쳐주는 '콧구멍으로 열려진 굴'이라 할 수 있다. 좌우 양쪽에 상악동, 사골동, 전두동, 접형동 등 네 개의 부비동으로

나뉜다. 그중 상악동은 축농증의 90%가 생기는 곳으로 눈 아래에서 잇몸에 이를 정도로 부위가 넓다. 사춘기가 되어서야 비로소 부비동이 제 크기로 자라므로 부비동이 작은 어린아이들은 축농증에 잘 걸린다. 드물기는 하지만 충치로 인해 치근의 염증이 퍼져 축농증이 생기는 경우도 있다.

한의학에서는 인체 내부의 폐, 비장, 신장 등의 기능이 허약하여 면역 기능이 떨어지면 외부의 풍열風熱 또는 풍한風寒이 코나 부비동에 침입하여 코에 질병이 생긴다고 본다. 폐에 풍열이 들어와 축농증이 생긴 경우에는 몸에 열이 나고 두통과 함께 입이 마르고 얼굴이 벌겋게 달아오른다. 풍한이 들어 발병한 경우에는 몸에서 찬바람이 이는 것같이 으슬으슬하고 혀에 백태가 낀다. 이외에도 체질적으로 호흡기와 순환기 계통의 기능이 약할 때도 축농증에 잘 걸린다.

코에 병이 생기면 코가 막히므로 입으로 호흡하게 된다. 입으로 호흡하면 공기가 콧속 점막과 솜털을 통해 걸러지지 못한 채 체내로 바로 들어오므로 그만큼 편도선염, 후두염, 폐렴 등에 걸릴 위험성도 높아진다. 그뿐인가? 급성인 경우 맑은 콧물이나 고름이 나오지만 만성이 되면 끈적끈적한 점액성으로 변하고 고약한 냄새까지 풍긴다. 경우에 따라서는 피가 나오기도 한다. 또한 콧물이 목 안으로 자주 넘어가서 인후부를 자극하여 기침이 자주 나는 후비루 증후군에 걸릴 수도 있다. 항상 목에 뭔가 걸린 것 같은 느낌이 나고 입 냄새가 심하다면 후비루 증후군을 의심해 보아야 한다. 치료하지 않고 방치하면 우울증에 걸릴 수도 있으며 권태감, 관절염, 신장염 등의 합병증이 생길 수도 있다.

모든 병이 그렇지만 병의 증상만을 치료해서는 안 된다. 가령 부비동에 염증이 생겼을 때 고름만 긁어낸다고 끝나는 것이 아니다. 축농증은 좁은 부비동에 염증이 고이고 코 밖으로 열린 공간이 폐쇄되면서 생기는 질병이므로 한방 생약으로 닫힌 공간을 열어 주고 수분을 공급해 자연스럽게 농을 배출시키는 치료를 한다. 폐의 기능을 향상시키고 비장과 신장의 기능을 보강해 주면서 유산소 운동을 병행하면 면역력과 자가 치유 능력이 좋아져 몸이 가뿐해지고, 손상된 진액이 보충돼 축농증이 치료된다. 동시에 기혈 소통이 촉진되면서 뇌에 산소 공급이 원활해져 집중력도 향상된다.

축농증에 좋은 한약재로는 신이화와 세신족두리풀의 뿌리이 있다. 이는 코가 막히고 냄새를 잘 맡지 못하며 염증이 있을 때 좋다. 삼백초 달인 물은 막힌 코를 뚫어 주고, 창이자蒼耳子, 도꼬마리의 열매는 코막힘과 두통에 효과가 있어 축농증 치료에 도움이 된다. 생강과 계피를 2대 1의 비율로 넣고 달여 그 물을 아침저녁으로 마셔도 도움이 된다.

식사는 단백질과 비타민을 충분히 섭취하는 것이 좋다. 야채와 해조류를 많이 먹고 당분은 되도록 적게 먹는다. 온도가 낮거나 실내외 온도차가 클 경우 점막에 싸이지 않은 혈관들이 반사적으로 수축을 일으켜 저항력이 떨어질 수 있다. 또한 습도가 너무 낮으면 콧속이 건조해져 점막 표면에서 세균이나 이물질을 없애는 수백만 개의 섬모들이 제 역할을 다하지 못하므로 습도는 50~60%, 실내 온도는 20~25℃를 유지해 준다.

축농증에 걸리지 않으려면 원인 질환인 감기에 걸리지 않아야 한다. 손으로 한쪽 콧구멍을 막고 다른 쪽 콧구멍으로 소금물을 들이마신 다음 입으로 뱉어 내어 콧속을 헹구면 코의 점막이 단련되어 웬만해선 감기에 걸리지 않는다.

일상생활에서도 주의가 필요하다. 공부하거나 일할 때는 가능하면 머리를 앞으로 숙이지 말고, 코를 풀 때 양쪽 코를 한꺼번에 세게 풀면 중이염이 될 수도 있으므로 한쪽씩 번갈아 푸는 것이 좋다. 코 양옆에 있는 영향혈迎香穴을 부드럽게 문질러 주고, 미간 사이에서부터 이마의 머리털 난 곳까지 밀어 올려 주면 코의 혈액 순환에 도움을 준다.

밤이 무서운 천식

천식이란 숨을 쉴 때 들어오는 여러 가지 자극 물질에 기관지가 과민 반응을 일으켜 마른 기침이나 호흡 곤란, 쌕쌕거리는 숨소리 등이 반복적으로 나타나는 대표적인 알레르기 질환 중 하나이다.

천식 환자들은 밤이나 새벽에 그 증상이 더욱 심해진다고 하소연한다. 그것은 비교적 활동이 적은 밤에는 우리 몸의 제반 기관이 휴식 상태에 들어가기 때문에 산소 소모량이 적어 상대적으로 기관지가 좁아지기 때문이다. 기관지 점막의 섬모 운동이 약화되니 자연히 기관지의 분비물 배출 기능도 감소하여 천식을 일으키는 알레르기 물질이나 자극 물질이 기관지 점액에 그대로 정체되는 것이다. 또한 밤에는 부신 피질 호르몬이나 아드레날린 같이 기도 협착을 완화시킬 수 있는 체내 호르몬 분비도 감소하는데, 이러한 것들이 복합적으로 작용해 천식 증상이 더욱 심해지는 것이다.

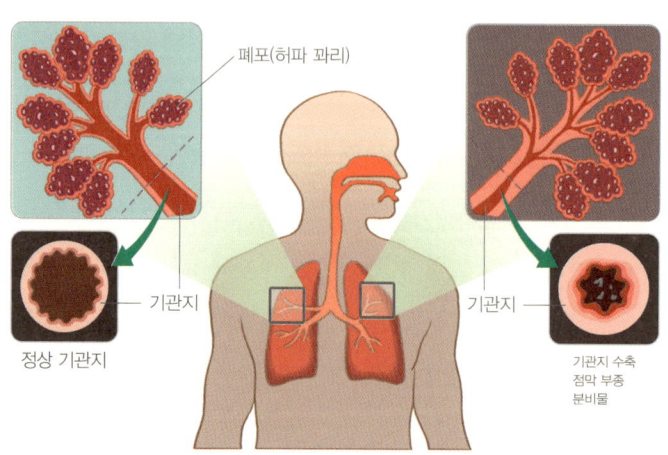

| 정상 기관지와 천식으로 좁아진 기관지 |

밤잠 설치게 하는 발작적인 기침과 호흡 곤란은 천식 환자들이 가장 고통을 호소하는 부분 중 하나이다. 심한 경우 호흡 곤란으로 손톱이 새파랗게 되고 목에 가래가 걸린 듯 답답함을 느끼다가 호흡 부전으로 사망에 이를 수도 있다.

양방에서는 약물이나 흡입기로 일시적으로 기관지를 확장시키는 기관지 확장제나 염증을 완화하는 스테로이드 약물 등을 주로 처방하는데, 장기적으로는 증상을 더욱 악화시키는 대증 요법에 지나지 않는다.

한방에서는 천식의 원인을 폐에 열이 쌓이고, 스트레스가 그 열을 부추겨서 오는 것으로 보고 있다. 천식을 천증喘證과 효후증哮吼證으로 구분하는데, 천증은 호흡이 발작적으로 가빠지며 가래가 끓고 기침을 수반하기도 하는 증상을 보인다. 효후증은 목구멍에서 물소리나 가래소리가 나는 것을 말한다.

또 천식을 크게 실천實喘과 허천虛喘으로 구분하기도 하는데 실천은 폐가 나쁜 기운, 즉 풍한風寒이나 담痰에 자극을 받아 기도가 좁아져서 발생하는 것이고, 허천은 폐가 선천적으로 약하거나 신장이 허한 경우 나타나는 천식을 말한다.

풍한에 의한 천식 증세는 오한·미열 등이 나타나며, 가래로 인한 가슴 답답함, 흉통, 기침 등과 함께 가래 끓는 소리가 계속된다. 폐가 허약한 사람은 숨이 가쁘고 기운이 달리며 식은땀도 난다. 신장이 허약한 사람은 움직일 경우 천식이 더욱 심해지며 기력이 쇠하고 손발이 차가워지는 증상도 나타난다.

우선 다양한 증상으로 나타나는 천식을 다스리려면 천식과 밀접한 관련이 있는 폐장, 비장, 콩팥 등의 기능을 보해 인체의 불균형을 개선해야 한다. 천식 증상이 나타나고 있을 때는 거담사폐袪痰瀉肺, 즉 가래를 제거하고 폐의 나쁜 기운을 몰아내는 쪽에 치중한다. 또 몸 안의 기운을 정상화시키며 동시에 비장을 보해 주는 익기보비益氣補脾 치료법을 사용한다. 발병 전에는 신장을 보하고 기를 받아들이는 기능을 높여 주는 보신납기補腎納氣 치료도 효과가 있다.

천식은 기관지가 비정상적으로 예민해 약간의 자극에도 기관지가 지나치게 수축하고 기관지 점막이 붓고 가래가 생겨 숨쉬기 힘들고 기침을 하는 알레르기성 질환이다. 그러므로 면역 식별력을 높여 자극 민감도를 낮추고 원인 질환인 감기를 막아 주면 예방과 호전을 기대할 수 있다.

천식에 좋은 한약재로는 도인 복숭아씨의 알맹이, 단삼 등과 가래에 효능이 있는 백과 은행나무 종자, 개자 갓의 종자 등이 있다. 기관지 건강을 위해서는 마황과 행인 살구씨 속 등을 복용하면 좋다. 시중에서 쉽게 구해 먹을 수 있는 것으로는 오장의 기를 보하는 오미자가 있다. 인삼과 호두, 맥문동은 기침을 완화시키는 효과가 있다. 산초를 생강 달인 물에 타서 마셔도 좋고, 배를 달여 먹으면 가슴에 뭉친 열을 풀어 준다. 무를 잘라 은은한 불에 한 시간 반 정도 끓여서 그 물을 마시면 가래를 제거하고 기침을 멈추게 하는 효과가 있다. 환경을 쾌적하게 만들어 갑작스런 발작을 예방하고 수영 같은 심폐 기능 강화 운동을 꾸준히 해 주면 천식을 예방할 수 있다.

기침·가래 끓는 기관지염

기관지염은 말 그대로 기관지 점막이 바이러스나 세균 등에 감염된 것을 말한다. 호흡기는 기도와 기관, 기관지, 모세기관지 등으로 구성되어 있다. 호흡기를 구성하는 기관에서 굵은 나뭇가지처럼 기관지가 갈라져 나오고, 거기서 다시 얇은 모세기관지들이 갈라져 나온다. 모세기관지 끝에는 미세한 공기주머니인 폐포가 3억~4억 개 달려 있다. 이 작은 가지들이 폐 속에 넓게 뿌리내려 이산화탄소와 산소를 교환함으로써 사람이 숨을 쉰다. 산소를 들이마시고 이산화탄소를 내보내는 가스 교환을 통하여 인간은 유기물을 분해하여 생활에 필요한 에너지를 만들고 생명 현상을 유지할 수 있는 것이다.

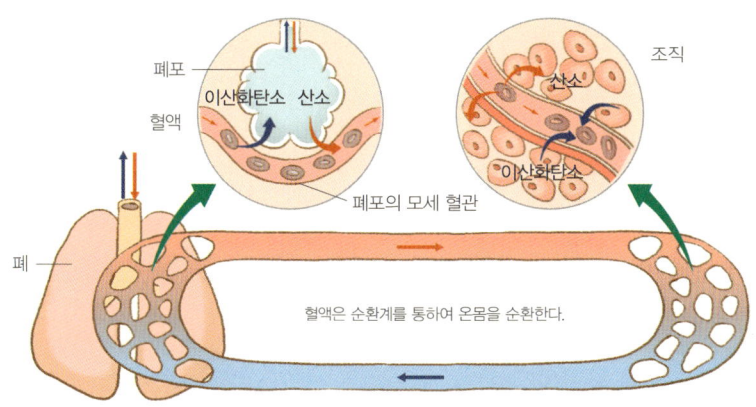

| 폐포와 조직의 기체 교환과 이동 |

    기도에 세균이나 바이러스가 침투하여 감기에 걸린 뒤 기침과 가래가 오래되면 기관지까지 세균이 침투하여 기관지염에 걸릴 수 있다. 이때 인체는 염증을 치료하기 위해 열을 올리고, 폐 속의 염증을 내보내기 위해 센 기침을 하게 된다. 기관지염은 남녀 모두에게 빈번하게 나타나지만, 특히 면역력이 약한 어린아이나 노인들, 중년 이상의 남성, 담배를 피우거나 오염이 심한 곳에서 생활하는 사람들에게 더 흔하다.

    기관지염을 비롯한 호흡기 질환은 기본적으로 폐 기능이 약할 때 찾아온다. 폐장肺臟은 체내의 모든 기氣를 주관하는 장기다. 신장은 단순히 콩팥을 의미하는 것이 아니라 몸 안의 모든 정精과 진액津液을 관장하는 장기로 폐장에서 흡입한 기氣를 받아들여 체내에 고르게 흐를 수 있도록 하여 건강한 상태를 유지한다. 이때 이 두 장기의 기능이 조화를 잃어 기운이 위로 뻗치면 기관지염을 일으킨다.

    특히 겨울에 따뜻한 방에서 차가운 곳으로 이동할 때나 반대로 여름에 냉방이 잘 되는 곳으로 들어갈 때 급격한 온도 차가 기침을 유발해 기관지염을 일으킬 수 있다.

가스 같은 화학 물질의 자극이나 알레르기도 기관지염의 원인이 된다.

기관지염은 크게 급성과 만성으로 나뉜다. 급성 기관지염은 급성 바이러스 감염의 일부로 감기에서 오는 경우가 대부분이며 기침, 가래, 호흡 곤란, 숨 쉴 때 쌕쌕거리는 소리 등이 나타나지만 기관지를 심하게 손상시키지는 않는다.

만성 기관지염은 2년 연속, 1년에 3개월 이상 가래가 있고 기침이 지속되는 질환이며, 급성 기관지염을 방치해서 오는 경우가 많다. 만성 기관지염은 이미 기관지에 어떤 이상이 있을 때 주로 생기는데, 자극적인 물질의 흡입에 따른 기관지의 변화가 가장 흔한 원인이다.

주 증상은 만성 기침, 가래, 운동시 호흡 곤란이며 가래는 대개 하얀색이나 약간의 노란색을 띠는 점액성으로 아침에 많이 나오는 경향이 있다. 병이 진행될 경우 호흡 곤란이 심해지면서 활동에 불편을 느끼기도 한다. 여기서 더욱 심화되면 호흡 곤란이 빠르게 악화되고 가래의 양이 늘면서 진한 노란색이나 푸르스름한 색을 띠고 점도가 높아져 뱉어 내기 힘들어진다.

특별히 건강상 다른 문제가 없는 성인은 급성 기관지염을 앓은 후 합병증이 남지 않는다. 하지만 노인이나 심폐 기능이 약한 사람은 감염이 폐로 전파되어 폐렴이 될 수 있다. 만성 기관지염이 오래 계속되면 기관지 확장증, 부패성 기관지염, 폐기종, 기관지 결핵 등 치료하기 어려운 질환으로 발전하는 경우가 많으므로 치료를 서두르는 것이 좋다.

기관지염의 주 증상인 가래와 기침은 호흡기의 중심인 폐와 깊은 관계가 있다. 폐는 우리 몸속에서 외부의 기운과 소통하는 뚜껑 역할을 한다. 따라서 평소 폐 기능 강화에 힘쓰고 편도선을 튼튼하게 지키는 것이 기관지염뿐만 아니라 각종 호흡기 질환을 이기는 밑거름이 된다. 기관지염에 좋은 효능을 지닌 한약재로는 마른 기침을 없애는 오미자와 열이 나고 답답한 증상에 좋은 맥문동, 가래 섞인 기침을 가라앉히는 도라지를 들 수 있다. 백합 뿌리는 끈적거리는 가래와 기침,

호흡 곤란을 완화시키는데 좋고, 영지는 만성 기관지염을 비롯한 호흡기 질환에 두루 효험이 있다.

평상시 기관지염을 예방하려면 기침이나 가래를 유발하는 자극적인 음식을 피하고, 몸을 따뜻하게 하고, 사람이 많은 곳이나 밀폐되거나 오염된 공간은 피하는 것이 좋다. 등산, 걷기, 산책 등의 운동을 통해 맑은 공기를 깊이 들이마시면서 한약 요법을 병행하면 튼튼한 편도선에서 흘러나오는 임파구가 식균 작용을 활발히 하여 감기를 예방하고, 호흡기를 강화시켜 기관지염을 근치시킬 수 있다.

백색 페스트 결핵

18세기부터 19세기까지 유럽 인구의 25%를 죽음으로 내몰았던 결핵은 기원전 7000년경 석기 시대 화석에서 그 흔적이 발견될 정도로 오래된 질병이자 가장 많은 생명을 앗아간 무서운 감염 질환이다. 시신을 검푸르게 만들어 '흑사병'으로도 불린 페스트 못지않게 수많은 생명을 앗아갔다 하여 '백색 페스트'란 별명이 붙었다. 결핵 환자의 얼굴이 유독 하얗게 변하는 데서 '백색'이란 수식어가 붙은 것이다.

한의학에서는 결핵을 노채勞瘵라고 하는데 외부에서 감염되는 질병이라는 뜻을 담고 있다. 한방에서는 노채를 하나의 전염병으로 인식했다. 결핵을 노채충, 즉 균에 의해 전염되는 것으로 본 것이다. 우리 몸이 허약해져서 저항력이 떨어지면 이러한 독기나 사기邪氣가 우리 몸속에 침입해서 병이 발생한다고 보았다.

결핵의 초기 증상은 마른 기침과 미열이다. 점차 기침이 심해지고 가래가 나오는데 육아종肉芽腫, 결핵균, 바이러스 따위로 인하여 생긴 혹에서 볼 수 있는 염증성 종양 내막의 고름이 가래와 섞여서 약간의 피가 나올 수도 있다. 미열이 일어나고 흉통과 함께 밤이면 더 심해지는데, 체내의 영양분이 빠져나가고 조직과 장기가 손상되어 체중이 줄고 피로가 심해지며 꿈을 많이 꾼다. 특히 자는 동안에 옷을 적실 정도로 식은땀을 흘리는데, 잠이 깨면 땀이 안 나 마치 도둑 땀 같다 하여 '도한盜汗'이라 부르기도 한다.

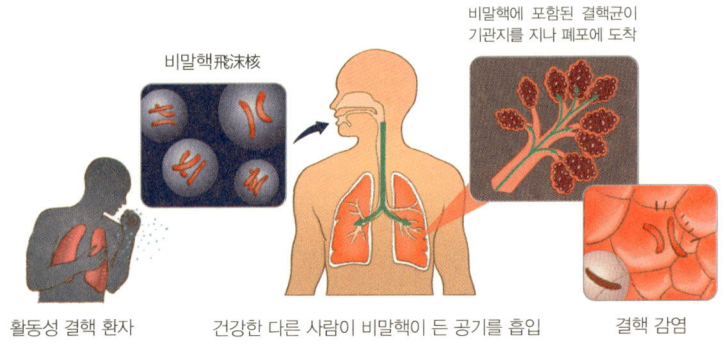

| 결핵의 전염 과정 |

일반인은 결핵 환자로부터 기침이나 재채기를 통해 공기 중에 결핵균에 노출될 때 직접 감염되지만, 감염된다고 모두 결핵에 걸리는 것은 아니다. 대개 접촉자의 30% 정도가 감염되고, 감염된 사람의 10% 정도가 결핵 환자로 나타난다. 나머지 90%의 감염자는 평생 건강하게 지낸다. 발병하는 사람들의 50%는 감염 후 1~2년 안에 발병하고, 나머지 50%는 그 후 일생 중 면역력이 감소할 때 증상이 발생하게 된다.

따라서 결핵을 예방하려면 평소 내 몸의 면역력과 자가 치유 능력을 최상의 상태로 만들고 유지하는 것이 관건이다. 그러려면 맑은 공기를 심호흡을 통해 자주 들이마시고, 꾸준히 실내 공기를 환기시키며 유산소 운동으로 폐에 신선한 기운을 북돋아야 한다. 긍정적인 사고와 정신적인 안정도 중요하며, 무엇보다 비타민이나 단백질이 풍부한 음식을 통해 충분히 영양 공급을 해 주면서 과로를 피해야 한다.

흔히 '못 먹어서 생긴 병', '과거의 병'으로 치부됐던 결핵이 다시 증가 추세라고 한다. 한 해 3만 5000명 안팎의 결핵 환자가 새로 생겨나는데, 우리나라 결핵 발생률과 사망률은 경제협력개발기구OECD 국가 중 1위라 한다. 결핵이 사라진 병이라는 안일한 생각이 부른 역습이다. 과거에 비해 경제적으로 풍요로워졌어도 마음이 빈곤해서 생기는 정신적 스트레스와 과도한 다이어트 등으로 면역력이 그만큼 떨어진 것이다.

옛날부터 결핵은 '허로병虛勞病'이라 해서 잘 먹어야 한다고 했다. 인체에 영양분을 충분히 공급해 주되 육류나 동물성 지방은 피하는 것이 좋다. 동물성 지방은 오히려 체액을 산성화시켜 결핵균의 번식을 돕는다. 필요한 단백질은 두부나 콩같은 식물성에서 섭취하고, 채소와 비타민, 무기질 섭취를 고루 잘해야 한다. 몸 안에 발생한 가래를 삭이는 김이나 목 부위의 결핵 치료에 효과가 있는 뱀장어, 결핵으로 발생한 멍울을 제거하는 데 도움을 주는 굴, 위와 신장의 열을 내려 주고 가래를 삭이는 다슬기와 다시마, 성게도 좋다.

특히 면역력이 취약한 알레르기 체질의 사람들에게는 무엇보다 원기를 돋우는 한방 생약으로 체력을 회복시켜 자가 치유 능력을 높여 주는 것이 중요하다. 결핵에 좋은 약재를 소개하면 하고초夏枯草, 꿀풀나 관동화款冬花, 말린 머위의 꽃봉오리를 끓여서 차로 마시면 효과적이다. 백급白芨, 자란의 뿌리를 한방에서 이르는 말이나 더덕, 마늘도 좋다. 마늘은 하루에 두세 쪽 정도 삶아서 복용하면 온몸의 물질대사를 촉진하고 영양을 도와 몸을 튼튼하게 해 준다.

망가진 허파 꽈리 폐기종

폐 내에 커다란 공기주머니가 생긴 것이 폐기종이다. 정상인의 폐는 고무풍선처럼 늘었다, 줄었다를 반복하며 숨쉬기 운동을 한다. 그러나 폐기종 환자는 폐 조직 내에 있는 허파 꽈리를 지칭하는 폐포 사이의 벽들이 파괴되어 탄성을 잃고 영구적으로 확장되어 폐가 제 기능을 다하지 못하는 것이다. 폐 안에서 공기를 마시고 뱉는 가스 교환 역할을 하는 폐 주머니들이 늘어나 탄력을 잃다 보니 자연히 기침과 가래, 호흡 곤란이 온다.

폐기종과 기관지 확장증을 묶어 만성 폐쇄성 폐질환COPD이라 부르기도 하는데, 이들의 가장 큰 원인으로 흡연과 대기오염을 들 수 있다. 직업상 대기오염과 유독가스에 많이 노출되는 광부나 건설 노동자, 금속 노동자들에게 많이 나타난다. 보통 20~30년 정도 흡연한 50~60대에서도 많이 발병한다. 위 조건에 해당하는 분들은 사전에 금연과 꾸준한 심폐 지구력 강화 운동으로 병을 예방하는 것이 좋다.

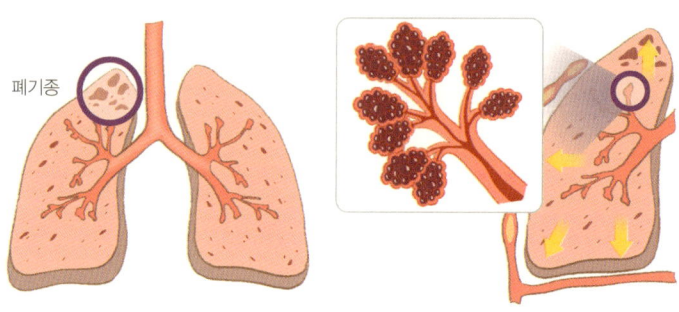

폐 끝부분에 기포 질환(폐기종)이 관찰됨 　　과팽창된 폐에 의해 횡격막이 아래로 눌려 있음

| 폐기종 |

폐기종은 기관지염이나 천식이 반복될 경우 만성적인 기침으로 분비물이 기관지강 안에 쌓이면서 폐가 탄력성을 잃어 발생할 수도 있다. 특히 폐기종 환자는 호흡기 감염이 있는 경우 병의 진행 속도가 빨라질 수 있으므로 호흡기 관련 질병에 노출되지 않도록 주의를 기울여야 한다.

폐기종의 주요 증상은 만성적인 기침과 가래다. 폐기종 환자는 폐의 수축 운동이 원활하지 못하기 때문에 전반적으로는 마르고 힘이 없어 보이며, 영양 상태가 좋지 않고 특히 근육이 감소하는 양상을 보인다. 또한 혈액으로 산소가 충분히 공급되지 못해 얼굴색과 입술이 창백해지면서 청색증이 나타나기도 한다.

폐기종은 일단 발병하면 완치가 어렵다. 따라서 폐기종이 발생하지 않도록 예방하는 것이 가장 좋은 치료법이다. 발병시 폐 기능을 강화하는 청폐淸肺한약을 통해 면역력을 증진시켜 폐를 손상시키는 감기, 폐렴 등에 걸리지 않도록 예방에 힘써야 한다.

근본적인 치료는 한방 생약으로 편도선의 기능을 강화시켜 코와 입을 통해 침입하는 세균을 차단하고, 림프절을 활성화해 림프액을 통해 들어오는 항원들을 물리치는 것이다. 꾸준한 한약 요법으로 건강한 림프구들이 폐포의 파괴를 막고, 1년~1년 6개월 정도 서서히 폐포를 재생시켜 나간다면 양방에서는 불치병으로 보는 폐기종도 완치가 가능하다. 실제로 1000만 개의 폐포 중 절반인 500만 개가 살아난 사례도 있었다. 국내 굴지의 병원 양의사가 편강탕 복용 전·후 CT촬영 결과를 보고 "당신의 폐기종만은 완치가 가능하겠다"며 놀라워했다고 한다.

폐기종 환자가 반드시 지켜야 할 생활 수칙은 바로 금연이다. 실제로 서울성모병원 교수팀의 연구 결과 담배를 피우는 건강한 사람 가운데 4분의 1에서 폐기종이 발견되었고, 흡연자의 폐기종 발생률은 비흡연자의 10배가 넘는 것으로 조사됐다. 되도록 흡연과 먼지, 급속한 온도 변화 등 호흡기를 자극하는 환경과의 접촉을 피하고 실내를 자주 환기시키는 것이 좋다. 꾸준한 유산소 운동으로 폐 기능을 강화시키고, 상백피桑白皮, 뽕나무 뿌리껍질, 북사삼갯더덕을 달여 먹어도 좋다. 어혈을 풀어 주는 연근을 껍질째 갈아서 한 잔씩 마셔도 도움이 된다.

늘어나 줄지 않는 기관지 확장증

기관지 확장증은 기관지벽의 근육층과 탄력층이 파괴되어 기관지가 영구적으로 늘어난 상태를 말한다. 이 때문에 정상인에 비해 가래 배출이 순조롭지 않아 기관지 속에 고인 가래가 2차성 세균 감염을 일으켜 기침, 악취 나는 고름 같은 가래가 나면서 피를 토하거나 피로감, 체중 감소, 정신 쇠약, 발열, 권태감 등을 느끼게 된다. 여기서 병이 더 심해지면 호흡 곤란, 청색증, 만성 폐쇄성 기도 질환 등을 일으키기도 한다. 기관지 확장증의 합병증으로 반복 감염, 농흉, 기흉과 폐농양 등이 발생할 수도 있다.

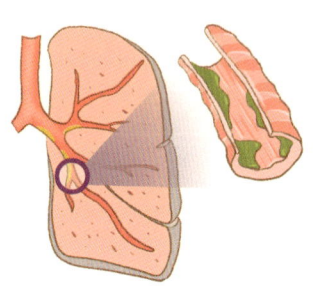
기관지의 만성 염증

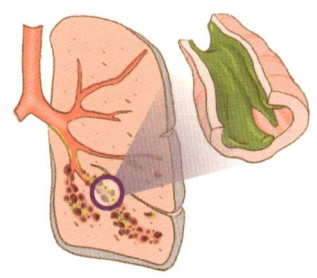
기관지의 영구적이고 비정상적인 확장 초래

| 기관지 확장증 |

기관지 확장증은 폐렴이나 기관지염, 혹은 결핵을 앓았던 사람들에게서 많이

나타난다. 따라서 어릴 때 홍역이나 백일해를 앓은 후 후유증으로 세균성 폐렴을 심하게 앓은 병력이 있는 경우 조심해야 한다. 성인이라도 폐결핵을 심하게 앓은 후 결핵은 완치되었으나 그 후유증으로 기관지 확장증이 발생할 수 있으므로 건강 관리에 주의를 기울여야 한다.

한의학에서는 기관지 확장증을 평소 몸이 허약하고, 과로와 스트레스 등으로 폐기肺氣와 정기精氣가 부족하여 병사病邪가 침입하여 발생하는 것으로 본다. 따라서 기관지 확장증을 치료하기 위해서는 일차적으로 폐 기능을 강화해야 한다. 폐의 적열積熱을 씻어 폐 기능이 활성화되면 곧바로 편도선의 강화로 이어져 건강해진 편도에서 분출되는 활발한 임파구들이 기관지의 망가진 근육층과 탄력층의 병변을 재생시키게 된다. 이렇게 편강탕으로 1년~1년 6개월 정도 꾸준히 치료하면 늘어난 기관지는 서서히 탄력을 되찾아 건강을 회복하게 된다.

기관지 확장증에 좋은 한약재로 길경도라지을 쌀뜨물에 담갔다가 불에 말려서 복용하면 기관지 호르몬 분비를 촉진시켜 기침과 가래를 삭이는 데 좋다. 또 길경탕은 기침이 심하고 피가 섞인 가래가 나오는 것을 효과적으로 다스린다. 모과차나 비파차, 율무차 등 건강 차를 수시로 복용하는 것도 좋다. 체력이 떨어진 경우 소식小食으로도 충분한 영양을 공급하는 흑미 들기름 찹쌀밥을 지어먹는다.

상피 세포의 면역력을 높이는 데에는 비타민 A가 좋은데 아귀의 간, 은어, 돼지고기, 뱀장어 구이, 닭고기, 칠성장어에 많이 들어 있다. 카로틴은 체내에서 비타민 A로 변하는 성질이 있다. 따라서 카로틴이 들어 있는 당근, 시금치, 토마토 등의 녹황색 야채를 먹어도 같은 효과를 볼 수 있다.

아침에 나오는 가래는 충분히 뱉도록 한다. 가래가 심하게 나오는 사람은 '배담법'을 시행하면 효과적이다. 먼저 무릎을 꿇어 머리를 숙이고 머리는 바닥을, 엉덩이는 하늘을 향하게 한다. 폐가 보통 때와 반대가 되도록 자세를 취하고 10분 정도 그 자세를 유지한다. 10분 후 기침을 해서 담을 목 쪽으로 유도해서 뱉어 낸다.

흉터로 딱딱해진 폐섬유화증

폐 조직에 원인을 알 수 없는 염증이 발생하여 흉터가 생겨 딱딱하게 굳는 병이 폐섬유화증이다. 폐가 정상적인 말랑말랑한 조직이 아닌 상처투성이로 기능을 못하는 딱딱한 조직으로 변하기 때문에 '섬유화'란 이름이 붙은 것이다. 섬유화가 심해지는 말기에는 결국 폐가 산소 교환을 제대로 하지 못해 사망에 이를 수 있다.

대개 40대~70대 사이에 많이 나타나는데, 흔한 초기 증상은 마른 기침과 호흡 곤란이며, 병이 진행됨에 따라 호흡 곤란은 점점 더 심해진다. 병의 진행은 개인차가 심한 편으로 빠르게 악화되는 사람도 있고 수년에 걸쳐 서서히 진행되는 사람도 있다.

폐섬유화증의 원인은 아직 확실하진 않지만, 자가 면역 질환으로 보는 것이 최근 연구 결과이다. 자가 면역 질환이란 외부의 박테리아를 죽여야 할 우리 몸 안의 항체가 몸속 정상 세포를 파괴시켜 병을 일으키는 현상으로 항체가 우군과 적군을 구별하지 못해 일어나는 질병이다. 유전적 요인도 일부 작용한다.

폐섬유화의 초기 단계는 산소 교환을 담당하는 폐포에 염증이 생기는 폐포염이다. 병이 진행됨에 따라 폐포는 파괴되고 흉터가 생겨 딱딱해진 뒤 기능을 못하게 되어 호흡 곤란이 발생한다. 허파가 딱딱하게 변하면 허파로 혈액을 보내는 심장 우심실의 부하가 커지는데 이를 폐동맥 고혈압이라 한다. 부담이 가중되면 결국 우측 심장성 심부전에 빠지게 된다.

폐포는 수많은 모세 혈관으로 덮여 있으며 탄력 있고 얇은 한 층의 막으로 되어 있다. 3억~5억 개로 이루어진 폐포의 면적은 70~100m^2로 테니스 코트 절반에 해당한다. 폐포가 파괴되고 흉터가 생겨 딱딱해지면 이산화탄소가 나가고 산소가 녹아 들어가는 산소교환을 제대로 수행하지 못하면서 호흡곤란이 오게 되는 것이다.

따라서 딱딱해진 폐포를 재생시켜 탄력을 되찾아 주는 것이 중요하다. 이를 위해 한약 요법으로 폐의 열기를 꺼주고 맑게 정화하면 튼튼해진 편도선을 통해 분출되는 활발한 임파구들이 망가진 근육층과 탄력층의 조직을 재생시켜 부작용 없이 치료할 수 있다.

심폐 기능이란 말이 있듯이 폐 기능이 강화되면 먼저 부부 장부인 심장의 기능이 강화된다. 더불어 아들 장부인 신장도 튼튼해지면서 혈관이 탄력을 되찾아 혈압을 근본적으로 조절하고 경화된 폐 조직을 회복시켜 준다. 그러므로 1년 이상 꾸준히 폐 기능을 활성화하면 완치도 가능하다.

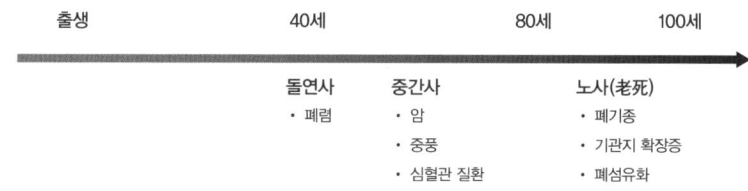

폐기종, 폐섬유화, 기관지 확장증은 무병장수를 꿈꾸는 90대 노인의 생명시계를 단축시키는 저승사자들이나 다름없다. 폐 세포를 갉아먹는 폐기종, 폐를 딱딱하게 망쳐 섬유 조직으로 바꾸는 폐섬유화, 많은 양의 가래를 만들어 숨구멍인 기도를 막아 버리는 기관지 확장증, 이 세 마리의 저승사자가 생명을 위협하기 전에 숨을 주관하는 폐 세포의 부활에 힘쓴다면 저승사자가 올라탄 중증 폐 질환에 걸린 사람도 '건강 유턴'이 가능하다.

예방이 최선인 폐암

세계적으로 가장 사망률이 높은 암이 폐암이다. 한번 걸리면 비정상적인 세포가 무절제하게 증식해 종괴腫塊를 형성하고, 인체에 해를 미치는 폐암을 유발하여 폐뿐만 아니라 임파선, 혈액을 통해 온몸으로 전이될 수 있다. 폐암은 분명 무서운 병이지만 알고 보면 예방은 쉽다.

우리 몸에는 하루 400개에서 5000개의 암세포가 생겨난다. 그래도 우리가 암에 걸리지 않고 이렇게 살아가는 것은 암세포를 죽이는 면역 세포 유전자가 켜져 있기 때문이다. 그 유전자가 켜져 있지 않으면 면역 세포가 제 기능을 못하게 되고 결국 암세포가 계속해서 발생한다.

그럼 암세포를 죽이는 유전자를 켜는 것은 무엇일까. 바로 범사에 감사하는 마음과 오감을 열고 아름다움을 느낄 수 있는 긍정적인 삶의 자세다. 세상의 권력과 명예, 지위, 돈 등을 정신없이 쫓다 보면 과열 경쟁으로 평정심을 잃게 된다. 노여움, 미움, 두려움, 욕심 등이 계속되면 화기가 뻗쳐 기혈 순환이 막힌다. 이 때문에 담과 혈이 뭉쳐 덩어리를 만들고 몸속에 머물다 발암 물질을 만나면 악성 종양이 될 수 있다. 세상이 추구하는 성공과 물질적 가치에만 끌려다니면 몸도 마음도 불행해진다. 그저 감사와 봉사의 마음으로 세상을 아름답게 보고 정화하는 삶을 살다 보면 자연스럽게 마음엔 평화가 깃들고 암도 저절로 예방된다.

암과는 반대로 감기는 가장 가벼운 질병으로 여기지만, 예방은 의외로 어렵다. 건강한 사람도 방심하다 면역력의 계단에서 굴러 떨어진 순간 감기에 걸릴 수 있기 때문이다. 누구나 1년에 한두 번 정도는 연례행사로 앓는 것도 그만큼 예방이 어렵다는 반증이다.

여기서 암을 예방하는 면역력과 감기를 예방하는 면역력이 각기 다른 면역력이 아니요, 알고 보면 하나다. 구태여 급수를 매긴다면 감기를 예방하는 면역력은 고급 면역력이요, 암을 예방하는 면역력은 기본 면역력이다. 고급은 기본을 포함하므로 감기를 예방할 수 있는 고급 면역력이라면 능히 암을 예방할 수 있다. 편도가 튼튼한 사람은 감기를 훌륭히 막아 각종 합병증으로 전이되는 것을 막을 수 있다. 편도는 폐가 건강해야 정상화되므로 폐가 튼튼하면 감기는 물론 암에도 걸리지 않는다는 결론에 이른다.

야생 동물은 생활 속에서 계속되는 운동으로 끊임없이 폐를 단련하므로 폐의 기능을 향상시키기 위해 별다른 노력을 할 필요가 없다. 그러나 현대인들은 바쁜 직장 생활의 피로와 게으른 생활 습관 등으로 운동 부족이 되기 쉬워 자연히 폐의 기능이 저하된다. 무엇보다도 현대인의 적인 스트레스를 자주 받으면 체내에서 열이 발생하는데, 이 열은 몸 위쪽으로 올라오면서 대부분 피부를 통해 발산되다가 미량의 잔열을 폐에 남겨서 적열積熱을 이룬다.

열병을 자주 앓거나 술과 담배가 과한 경우에도 심장과 폐에 열이 쌓인다. 폐에 열이 쌓이면 '적열'이라고 하고 심장에 열이 쌓이면 '심열'이라고 한다. 적열은 폐의 기능을 저하시킴과 동시에 면역력의 약화를 초래하여 감기와 그에 따른 다른 질병들을 불러온다. 따라서 만병의 원인이 되는 감기를 예방하기 위해서는 폐의 적열을 씻어내야 한다. 적열이 사라지면 폐의 기능이 활발해지고 그 연장선상에서 호흡기 부속 기관인 코, 편도선, 인후, 기관지 등의 기능이 순서대로 강화되며 암도 예방할 수 있다.

일단 암이 발생하면 양방에서는 수술이나 방사선 요법, 항암제 등으로 치료한다. 이와는 달리 한방에서는 양방과 병행하면서 자가 치유 능력을 키우고 원기를 북돋아 체력을 회복시켜 담음과 어혈로 막힌 기혈을 뚫어주고 전신 증상을 회복시키는 것을 목적으로 한다.

폐암에 좋은 한약재로는 어성초나 영지 등이 있다. 폐암 환자는 어성초를 고농축액으로 먹지 말고, 차처럼 연하게 해서 마시는 게 좋다. 너무 오래 끓이면 폐암에 좋은 성분이 모두 날아가 버리므로 15분 이내로 끓이는 것이 좋다. 그러나 과다하게 복용하면 심장 마비를 일으킬 수도 있으므로 주의해야 한다. 영지는 모든 호흡기 질환에 탁월한 효과가 있다.

폐 내부에는 신경이 없어 폐암은 초기에 자각 증세가 없기 때문에 손도 쓸 수 없는 말기에 발견되는 경우가 많아 어떤 병보다도 예방이 중요하다. 담배는 4,000종의 유해 물질을 가지고 있고 이중 발암 물질만 60종 이상으로 폐암을 불러일으키는 중요한 인자이다. 따라서 우선 금연을 하고 정기 검진을 통해 조기에 발견한다면 얼마든지 승산이 있다. 몸의 저항력을 키우면서 알맞은 운동과 영양을 골고루 섭취해 유비무환의 자세로 삶을 순리대로 운용한다면 병이 뿌리내릴 겨를이 없을 것이다.

피부 질환

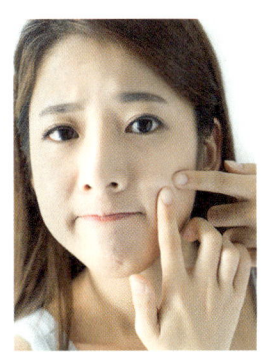

평생 사춘기? 여드름

'주로 사춘기에 얼굴에 도톨도톨하게 나는 검붉고 작은 종기. 털구멍이나 피지샘이 막혀서 생기며 등이나 팔에 나기도 한다.'

국어사전에 등재된 여드름의 정의다. 학창 시절 여드름쟁이라 놀리며 깔깔거렸던 친구들이 지금은 건강한 사회인으로 저마다 역할을 충실히 하고 있다. 그런데 동창회에 나가보면 학창 시절에도 없던 여드름을 달고 나온 친구도 있다. "철이 늦게 들어서…"라고 얼버무리기엔 뭔가 석연찮다.

요즘 10대는 물론 20~60대에 이르기까지 다양한 연령층으로 여드름이 확산되고 있다. 낮밤이 따로 없는 불규칙한 생활 패턴과 음주와 흡연, 화학 첨가물이 듬뿍 들어간 기름진 음식, 신뢰가 부족하고 속도 경쟁이 심한 정보 사회에서 받는 스트레스가 여드름을 부추긴 결과다.

한의학에선 피부 질환을 피부 자체의 문제라기보다는 오장육부의 기능이 저하될 때 몸속에서 생겨난 문제가 얼굴을 통해 나타난다고 보고 있다. 오장육부의 기능이 떨어진 상태에서 얼굴에 풍열 기운이 침범하면 인체 내부의 열이 상부로 상승하면서 여드름이 나는 것으로 본다.

여드름이 난 위치에 따라 오장육부의 허실을 짐작할 수도 있다. 폐에 열이 많아 피부에 열이 쌓였을 때에는 코 주위에, 위에 열이 많아 피부에 열이 쌓였을 때에는 입 주위나 가슴 부위에 좁쌀만한 크기로 나타난다. 또 피에 열이 많을 때엔 입과 코, 양미간 사이에 쌀알 크기의 홍색 여드름이 난다. 이마에 났을 경우에는 위장이나 소장이, 턱이나 입 주위에 난 것은 신장과 방광 기능이 저하된 것으로 볼 수 있다. 양볼 주위에 난 것은 대장이나 간장의 기능 저하를 의심해 볼 수 있다.

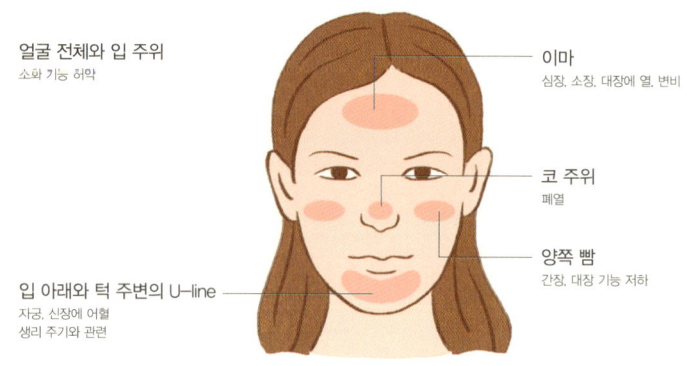

| 여드름 위치로 본 장부 기능 저하 |

또 너무 맵거나 달고, 기름진 음식을 많이 먹을 경우에는 습한 기운이 열의 기운으로 바뀌어서 열독이 얼굴에 미쳐 여드름이 나는 것으로 보기도 한다.

편강한의원에서는 내장에 쌓인 열을 풀어 주고 피를 맑게 해 주면서 환자의 체질에 맞는 한약을 처방하여 피부의 노폐물을 털구멍과 땀구멍으로 마음껏 뿜어내도록 함으로써 염증을 근본적으로 다스린다.

무절제한 생활에 스트레스가 반복되면 열기가 위로 뻗쳐 5억 개의 방으로 구성된 폐포 곳곳에 열기가 첩첩이 쌓이고 폐 기능이 떨어져 여드름처럼 피부 트러블로 나타난다. 이때 폐에 쌓인 적열을 꺼주고 폐를 맑게 정화하는 청폐淸肺한약을 처방하여 강화된 면역력으로 체내에 축적된 열독을 배출하여 여드름을 치료하는 것이다.

여드름에 좋은 약재로는 삼백초나 마치현, 이의인, 목단피, 시금치 등이 있다. 삼백초를 달여 물처럼 마시면 여드름 화농에 효과가 좋다. 마치현은 쇠비름을 말하는데, 여드름을 비롯해서 종기나 부스럼에도 특효를 보이는 약재다. 이의인은 율무를 말하는데 '사마귀를 제거하는 묘약'으로 알려져 있으며, 여드름에도 효과를 볼 수 있다. 또 목단피는 피를 맑게 하고 어혈을 푸는 작용이 있고, 시금치는 보혈 작용을 하기 때문에 목단피와 시금치 끓인 물로 세안을 하면 여드름 치료에 많은 도움이 된다.

한약 요법과 함께 체내의 정기를 보강하고 사기邪氣를 억제하는 약침 치료를 겸하는 것도 좋다. 과로로 인한 수면 부족, 너무 달거나 기름진 음식, 밀가루 음식은 가급적 피하고, 자율 신경을 자극하는 커피나 콜라, 술도 줄이는 것이 좋다. 가려움이 심할 때는 짜지 말고 찬물이나 얼음으로 찜질하면 증상을 다소 완화시킬 수 있다. 주근깨, 여드름 치료에 적합한 양배추 주스를 마시거나, 약쑥, 장미, 박하를 넣고 끓여 그 증기를 약 10분 정도 쐬어 주면 여드름뿐만 아니라 각종 알레르기 피부 질환에 효험을 볼 수 있다.

여드름 치료나 예방에 있어서의 첫걸음은 '피부 청결'이다. 비누로 하루 두 번 정도 세안을 하되, 이때 비누가 피부에 남지 않도록 깨끗이 씻어 내는 게 좋다. 되도록 화장은 엷게 하고 강한 자외선은 피한다. 틈만 나면 자주 세안을 하는 사람이 있는데, 세안을 지나치게 자주 하면 오히려 비누가 피부에 자극을 주기 때문에 여드름이 악화될 수 있으니 주의해야 한다.

탈모 부르는 지루성 피부염

어린 아이가 산란하게 방안을 어질거나 까불거릴 때 흔히 어르신들이 귀여움 반 노여움 반 섞어서 이렇게 말한다. "새똥도 안 벗겨진 것이…." 영아의 경우 아직 숨구멍도 채 닫히지 않은 3개월 이전에 각질이 새똥처럼 눌러 붙어 비듬처럼 심심찮게 떨어지기 때문에 '어리다'는 뜻을 해학적으로 표현할 때 주로 쓴다. 물론 '새똥'이 정식 용어는 아니다. 이것을 애기 머리 기름이라고도 하고, 더 전문 용어로 지루성 피부염이라 한다.

지루성 피부염은 주로 두피나 얼굴, 겨드랑이, 앞가슴처럼 피지선이 발달해 기름기가 많은 부분에 잘 생긴다. 보통 유아는 성별 간의 차이가 없지만, 성인 중에는 남성에게 더 흔하다. 생후 3개월 이내, 40~70세 사이에 지성 피부인 사람들에게 발생 빈도가 높다. 호전과 악화를 되풀이하며 전신으로 나타나거나 한 부위에 집중적으로 나타날 수도 있다.

붉은 빛깔 얼룩점 위에 발생한 건성 혹은 기름기 있는 노란 비늘 모양의 각질이 특징인데, 두피에 발생할 경우 비듬으로 오해하기 쉽다. 두피에서 증상이 점점 악화되면 노화된 각질과 피지 노폐물로 인해 심하게 가렵고 탈모를 유발하면서 냄새까지 날 수 있으므로 주의해야 한다.

지루성 피부염 치료의 답은 폐에 있다. 폐는 몸의 안과 밖을 연결해 자연의 원기를 흠뻑 들이마시고 내쉬는 소통창이다. 과도한 스트레스나 피로, 두피의 자극 등이 반복되면 폐에 열이 쌓이고, 이로 인해 폐 기능이 떨어지면 우리 몸 방어막 제일선에 있는 편도선이 약화된다. 편도선이 무너지면 각종 유해 세균이 인체를 마음껏 침투하며, 이것이 각종 피부 질환과 호흡기 질환을 유발하는 것이다.

따라서 폐 기능을 강화하여 편도선을 튼튼하게 하는 것이 치료의 핵심이다. 편도선이 튼튼해지면 건강한 임파구들이 흘러나와 식균 작용을 활발히 해 유해한 세균을 물리치고 인체의 면역력과 자가 치유 능력이 극대화되면서 지루성 피부염을 근본적으로 치료할 수 있다.

〈황제내경〉은 '肺主身之皮毛폐주신지피모'라 하여, 폐가 피부와 모발을 주관하는 으뜸 장부임을 강조하고 있다. 〈동의보감〉에서도 내경을 인용해 '皮毛屬肺피모속폐'라 하여 '피부와 털이 폐에 속한다'고 명시하고 있어 피부 질환의 중심은 폐 기능에 있다는 것을 분명히 한다.

이러한 이론적 근거를 바탕으로 편강한의원에서는 피부를 주관하는 폐가 힘이 없어 부속 기관인 피부도 제 역할을 하지 못해 털구멍과 땀구멍이 막히는 것으로 보고, 우선 편강탕으로 폐 기능을 강화시킨다. 인체 호흡의 95%를 담당하는 폐 기능이 강화되면 나머지 5%의 호흡을 담당하는 피부도 건강해져 털구멍과 땀구멍이 열리고 몸 안에 쌓인 열독을 배출하여 각종 피부 질환은 자연히 해소된다.

지루성 피부염을 유발하는 식습관이나 생활 습관도 함께 개선하는 것이 좋다. 지루성 피부염은 우선 모발이나 피부의 청결을 유지하는 것이 중요하다. 심한 두피의 염증 때문에 머리가 많이 빠질 수도 있으므로 술을 줄이고 과로를 피하는 자기 관리도 필요하다. 얼굴에는 기름기가 많은 연고나 화장품 사용은 피하고 비누의 사용 횟수를 줄인다. 면도 전후 사용하는 알코올 성분의 면도용 로션은 쓰지 않는 것이 좋다. 유산소 운동, 적절한 휴식으로 스트레스를 긍정적으로 푸는 노력도 필요하다.

머리 감는 횟수는 지루성 피부염이 심한 경우 1주일에 5회 정도, 보통 때는 1주일에 3회 정도가 적당하다. 비누보다는 샴푸를 사용하도록 한다. 약용 샴푸는 머릿결이 거칠어질 수 있으므로 1주일에 2회 정도 사용하는 것이 좋다. 무스, 스프레이, 젤 같은 제품들은 모발이나 두피의 기름기가 피부 세포들과 합쳐져 두피에 자극을 주므로 가급적 사용하지 않는 것이 좋다. 심한 일, 운동 후 나는 땀은 두피를 자극해 피부 세포들이 빨리 벗겨지게 하므로 샤워로 신속히 씻어 내는 것이 좋다.

눈가에 좁쌀 알갱이 비립종

비립종은 눈 주위나 뺨에 좁쌀 같은 알갱이가 생기는 것으로 '좁쌀종'이라고도 한다. 피부의 얕은 부위에 위치한 1mm 내외의 크기가 작은 흰색 혹은 노란색 공 모양의 주머니로 안에는 각질이 차 있다.

원인에 따라 원발성과 속발성으로 나눈다. 원발성은 자연적으로 발생하는 비립종으로 안면, 특히 뺨과 눈꺼풀에 자주 발생하며, 연령 구분 없이 나타난다. 속발성은 피부 손상으로 발생하는 잔류 낭종으로 모낭, 땀샘에서 기원하며 피부에 발생한 물집병이나 박피술, 화상 등 외상 후에 생긴다. 원발성과 모양은 동일하지만 피부가 손상된 자리에 생긴다.

비립종과 물사마귀, 여드름을 혼동하는 사람들이 많다. 물사마귀는 바이러스 감염에 의해 주로 생기고, 여드름은 피지 분비가 늘어나고 피지가 배출되는 곳이 막혀서 세균이 증식하여 생기는 염증 질환이다. 경로는 달라도 근본적으로 피부 밑에 노폐물이 축적되어 생긴 질환들이므로 치료 원리는 동일하다.

비립종을 집에서 손으로 짜거나 바늘로 터뜨릴 경우 안의 내용물이 제대로 배출 되지 않거나 피부 감염, 흉터가 남는 등의 문제가 있으므로 한의원에 내방하여 근본적인 치료를 받는 것이 좋다. 양방에서는 시술자에 따라 탄산가스 레이저로 병변을 태워 없애거나 레이저로 병변에 구멍을 내서 압출기로 내용물을 빼내기도 한다.

편강한의원에서는 증상 자체만 한정적으로 치료하지 않는다. 몸의 자연 치유력을 증대시키고 신진대사를 촉진하여 단순히 비립종을 낫도록 할뿐만 아니라 알레르기 체질을 정상 체질로 개선하는 데 초점을 맞추는 것이다. 또한 전체적인 몸의 균형을 생각하여 총체적으로 치료하기 때문에 수술 없이도 재발하지 않고 부작용 없는 피부 질환 치료가 가능하다.

폐의 기능을 극대화하여 대기의 맑고 신선한 기운을 혈액으로 충분히 보내면 맑고 건강해진 혈액이 몸속의 열을 내리고 닫혀 있는 털구멍과 땀구멍을 활짝 열어 노폐물과 독소가 몸 밖으로 빠져나간다. 이때 찜질방이나 유산소 운동을 통해 적극적으로 땀구멍을 열어 주면 훨씬 수월하게 피부 질환을 치료할 수 있다. 노폐물이 땀구멍을 막고 있어 처음에는 땀이 나지 않을 수도 있으나 반복적으로 땀을 흘리면 땀구멍이 열리고 오랜 시간 쌓여 있던 노폐물이 녹아 나와 인위적으로 제거하지 않아도 자연스럽게 피부가 매끄러워진다.

여성들의 경우 화장 잔여물이나 자극 때문에 땀샘이 막혀 콜로이드라는 물질을 생성해 비립종이 발생하기도 한다. 따라서 화장은 깨끗이 지우고 피부에 자극을 주는 짙은 화장은 피한다. 지나친 브러싱이나 필링 화장품 남용은 모낭 주위에 염증을 유발하므로 자제한다. 자연이 준 그대로의 모습이 무탈하고 아름답다는 사실을 잊지 말자.

쥐 젖꼭지 모양 돌기 쥐젖

쥐젖은 피부에 돌기 모양의 작은 혹들이 마치 쥐의 젖꼭지처럼 생겼다 하여 붙여진 이름으로, 주로 목이나 눈 주위, 겨드랑이 등에 발생하는 양성 종양이다. 인체에 무해하나 미관상 좋지 않아 실면도로 제거하거나 집에서 손톱깎이로 잘라내고 후회하는 환자들이 종종 있다. 이렇게 인위적으로 제거하면 없어지기는커녕 더 커지거나 세균 감염에 의해 염증이 생겨 고생할 수 있으므로 주의해야 한다.

연성 섬유종이라고도 하는 쥐젖은 피부가 노화하면서 중년기 이후에 잘 생긴다. 살이 찌면 그 수가 늘어나며 처음에는 살색 또는 갈색에서 점차 암갈색으로 변하면서 크기도 팥알만큼 커지기도 한다. 지름 1~3mm 크기로 생기며 남성보다 여성에게 흔하다. 최근에는 남성도 쥐젖 치료를 위해 한의원에 내원하는 사례가 늘고 있다.

다행히 쥐젖은 뿌리가 깊지 않아 어렵지 않게 치료할 수 있다. 양방에서는 쥐젖 부위에 마취 연고를 바르고 의료용 가위로 잘라 주거나 레이저로 태워 없앤 후 항생제 연고를 발라 준다. 필자는 쥐젖이 생기는 근본적인 원인을 폐 기능 약화로 기혈 순환이 원활하지 않아 노폐물 배출에 장애가 발생해 피부 밑에 쌓이면서 발생하는 것으로 보고, 면역력의 요체인 폐 기능을 강화하는데 초점을 맞춘다. 폐 기능이 강화되면 호흡기의 부속 기관인 피부도 건강해져 수술 없이도 쥐젖을 말끔히 해소할 수 있다.

쥐젖이 완치됐다고 방심해선 곤란하다. 고칼로리 지방과 탄수화물의 과잉 섭취를 피하고, 달고 짠 음식이나 과음을 줄이는 게 좋다. 과자나 청량음료 등도 줄이고 꾸준한 운동과 식사 조절로 체중 관리에 신경 쓴다면 평생 쥐젖뿐 아니라 만병을 불러오는 비만과 당뇨 등으로부터 자유로울 수 있을 것이다.

옮기기 쉬운 사마귀

사마귀는 바이러스성 피부 질환의 일종으로 환부가 딱딱하고 거칠게 튀어나오는 1cm 미만 구진丘疹의 형태로 나타난다. 신체 어느 부위에나 발생할 수 있고, 손으로 만지면 다른 부위로 번질 수도 있다.

물사마귀, 수장족저사마귀, 편평사마귀, 심상성사마귀, 성기사마귀 등으로 분류된다. 물사마귀는 전염성 연속종으로 크기 3~6mm의 돔 모양으로 가운데에 배꼽처럼 옴폭하게 들어가 있는 형태를 띠며 피부에 기생하는 물사마귀 바이러스가 주원인이다. 피부 각질층이 손상되거나 면역력이 약화된 경우에 발생한다. 성인보다 소아에게 많이 발생하며, 터뜨리면 우윳빛 알갱이와 진물 등이 나온다. 가려워서 긁으면 자극이나 상처가 난 방향으로 사마귀가 퍼지므로 건드리지 않도록 주의한다. 여아보다 남아에게 더 많다.

수장족저사마귀는 손바닥, 발바닥 사마귀를 말한다. 발바닥에 생긴 경우 체중에 눌려서 병변이 융기되지 않고 심부에 위치하며 걸을 때 통증을 동반하기도 한다. 큰 사마귀 주변에 작은 사마귀로 둘러싸이기도 하며, 이들이 합쳐져서 덩어리를 이루기도 한다. 사마귀의 각질층을 깎아 보면 까만 점들이 보이거나 점상출혈을 관찰할 수 있는데, 이것이 티눈과의 차이점이다.

편평사마귀는 피부 면역력이 약한 사람에게 자주 발생하며, 크기 2~5mm의 편평하면서 납작하게

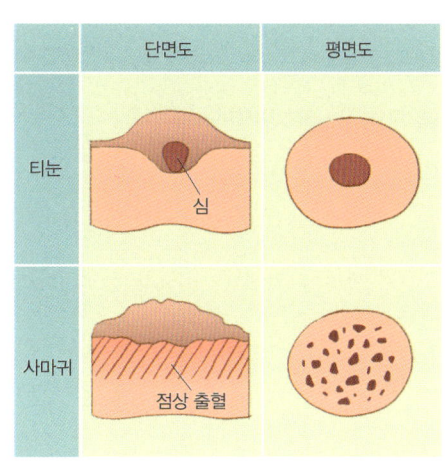

| 티눈과 사마귀 |

살짝 튀어나온 모양으로, 살색 혹은 옅은 갈색을 띤다. 주로 얼굴과 사지에 많이 나타나지만 목이나 복부 등 다른 부위나 얼굴과 몸통에 동시에 나타날 수도 있다.

심상성사마귀는 가장 흔한 형태로 일반인들이 보통 사마귀라 말하는 것이다. 대개 손가락이나 손등, 발가락, 발등에 많이 나타난다. 드물게는 입술과 코 주변의 안면부나 기타 몸통 부위에 발생하기도 한다. 표면이 거칠고 오돌토돌하며 쌀알만 한 크기부터 콩알만 한 것까지 있다. 주변과 경계가 명확히 구분되며 표면의 색은 회색 혹은 갈색을 보인다.

성기사마귀는 주로 남녀 생식기나 항문 주위의 피부 및 점막에 나타난다. 모양은 분홍색 내지 적색의 꽃배추 모양을 띤다. 전염성이 강하여 한 번의 성 접촉으로도 50%가 감염되며 드물게 악성 종양이 될 수 있으니 주의해야 한다.

사마귀는 무리하게 자르거나 떼어내면 더욱 번지므로 섣불리 만지지 않도록 주의해야 한다. 사마귀의 재발을 방지하면서 통증과 흉터를 최소화하려면 체내의 면역 기능을 강화시켜 면역 반응을 통해 바이러스가 제거되어 저절로 사라질 수 있도록 해야 한다.

양방에서는 살리실산Salicylic acid 반창고를 이용한 치료, 레이저 요법, 병변 내 주사 요법Bleomycin, 냉동 요법Cryotherapy 등으로 사마귀를 치료한다. 하지만 육안으로는 보이지 않는 바이러스의 뿌리가 조금만 남아 있어도 다시 재발하기 쉽고, 증상이 심한 경우 치료 기간 내내 사마귀가 난 부위의 살을 태우거나 얼리는 등의 고통을 감수해야 한다.

한방에서는 면역 요법을 통해 수술 없이 근본적으로 사마귀를 퇴치한다. 사마귀의 원인을 풍열독사風熱毒邪로 보고 침구, 뜸, 부항, 한약 요법 등으로 자연이 인간에게 준 면역력을 높여 순리대로 치료하니 재발로 인한 고통과 공격적 치료에 대한 부담도 그만큼 줄어든다.

침구 요법은 경락의 막힌 혈을 뚫어 기혈의 원활한 순환을 촉진함으로써 바이러스에 대한 면역력을 증가시킨다. 뜸은 쑥의 약 성분이 사마귀에 직접 침투하여 사마귀 바이러스를 퇴치하면서 정상적인 피부 재생력이 강화되어 사마귀는 검게 변해 떨어지고 그 자리에 새살이 밀고 올라오도록 생기를 돋운다. 부항은 발의 어혈을 제거함으로써 기혈 순환을 촉진하며 침과 함께 면역력을 증강시켜 준다. 한약 요법은 인체의 전반적인 음양을 바로잡고 쇠약해진 기혈을 보함으로써 면역력을 강화하고 건강을 되찾아 준다.

이렇게 내 몸의 전반적인 면역력을 향상시켜 사마귀를 치료하면 수술의 고통과 부작용이 없다. 동시에 인체의 전체적인 균형을 생각해 총체적으로 저항력을 증대시키기 때문에 재발 우려도 없다.

사마귀를 사전에 예방하려면 외출 전후에는 수시로 손발을 씻는 것을 습관화하고, 본인 또는 남의 사마귀 부위를 만지지 않도록 주의한다. 가족 중 사마귀 환자가 있다면 수건, 양말, 슬리퍼 등을 따로 사용해야 한다. 아이에게 사마귀가 발생했다면 손으로 물어뜯지 않도록 주의를 준다. 사마귀 초기에는 피부 면역력을 증가시키는 자연 요법으로 율무를 끓여 마시면 도움이 된다. 가지 꽃받침을 자르면 나오는 즙을 사마귀에 자주 문질러 주면 세균을 억눌러 사마귀가 완화된다. 생강즙에 식초를 타서 자주 발라도 효험을 볼 수 있다.

뿜어내야 낫는 아토피

한의학에서는 아토피성 피부염을 태열胎熱이라고 했다. 태열이란, 태중의 아기가 열을 받은 것을 말하는데, 산모가 임신 기간에 매운 음식을 많이 먹었거나 더운 성질의 약을 지나치게 복용했다든지, 아니면 속을 많이 끓여 열 받는 일이 많았다든지 했을 때 지나친 열이 몸속에 쌓여 있다가 태아에게 전달돼 피부가 울긋

불긋해지면서 가려워지는 현상을 말한다.

예전에는 아토피가 땅을 밟기 전 아기들이 앓는 병이었다면, 요즘은 청소년, 성인 가릴 것 없이 연령대와 절대 숫자가 확대되고 있다. 특히 성인 아토피는 피부의 건조 정도와 가려움증이 심해 팔이나 다리 접히는 부위는 물론 이마, 목, 눈 주위에 두꺼운 습진이 생기기도 한다. 이 때문에 대인 관계에 지장을 주고 우울증으로 자살 충동까지 느꼈다는 환자도 많다.

아토피성 피부염은 단순한 피부의 문제가 아니라 호흡기를 중심으로 한 전신의 불균형에서 오는 것이다. 따라서 치료도 호흡기를 다스리면서 전신의 균형을 이루게 하여 체질을 개선하는 차원으로 접근해야 한다. 아토피성 피부염이 재발이 잦은 것도 따지고 보면 근본적인 병의 뿌리를 뽑지 않고 겉으로 드러난 피부만 치료하기 때문이다.

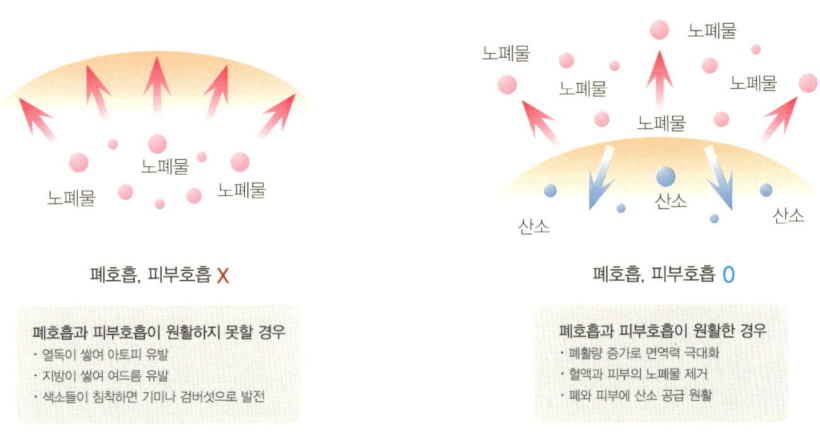

| 피부 질환과 폐호흡·피부호흡의 관계 |

한의학에서는 폐주피모肺主皮毛라고 해서 폐가 피부와 모발을 주관한다고 본다.

그렇기 때문에 폐가 열을 받아서 진액이 마르게 되면 피부가 건성이 되는 것이다. 실제로 아토피성 피부염은 선천적으로 호흡기 기능이 약해서 폐와 기관지나 코, 피부의 면역력이 약한 사람들에게 주로 발생한다. 그 결과 아토피성 피부염을 앓으면서 천식이나 알레르기성 비염을 함께 앓는 경우가 많다.

한의학에서는 아토피를 피부의 문제가 아니라 호흡기를 중심으로 한 전신의 불균형 문제로 본다. 또 한의학에서 보는 아토피성 피부염의 원인은 체질과 환경이다. 폐가 허한 체질의 사람이 스트레스나 인스턴트 음식, 아파트 건축 자재와 마감재에서 내뿜는 화학 물질, 대기 오염 같은 알레르기 유발 환경을 만났을 때 아토피성 피부염이 나타나는 것이다. 그래서 한의학에서 치료의 초점은 알레르기 유발 환경에 저항할 수 있도록 체질을 튼튼하게 만들어 주는 데 맞춰진다.

아토피성 피부염은 주로 폐의 열독熱毒과 관련이 깊기 때문에 혈액을 맑고 서늘하게 함으로써 폐에 쌓인 열과 독을 제거해 주어야 한다. 청열해독淸熱解毒법을 써서 열을 내리고 독을 제거하면서 양혈사화涼血瀉火법을 통해 피를 식히고 화火를 없애는 한약 요법과 운동 요법, 침 치료를 병행하면 폐호흡과 피부호흡이 원활해져 신체에서 발생하는 열이나 탁한 기운이 피부를 통해 배출된다.

아토피를 치료하다 보면 몸속에 쌓여 있던 독소를 뿜어내는 과정에서 일시적으로 증상이 심해진 것처럼 보이는데 앞에서도 언급했듯이 이를 명현현상이라 한다. 명현현상은 병이 나으면서 거쳐야 할 필수 코스이므로 치료를 중단하지 말고 더욱 열심히 땀을 흘리고 한약을 복용해야 완치의 기쁨을 누릴 수 있다.

특히 오랫동안 스테로이드를 사용해 노폐물과 독소가 체내에 상당 부분 축적된 사람들은 스테로이드를 벗어나는 과정에서 피부가 뒤집어질 듯한 탈스탈스테로이드 현상을 겪게 된다. 이는 스테로이드제로부터 벗어나려는 피부의 몸부림이다. 인류가 발명한 최고의 소염제로 불리는 스테로이드제는 증상을 빠른 속도로 완화시키지만, 오래 사용할 경우 생각한 것 이상으로 부작용이 심각하다. 그래서 피해의

심각성을 느끼고 스테로이드제를 끊으려 할 때 그동안 억눌려 있던 증상들이 걷잡을 수 없이 몰려와 피부가 붉게 부풀어 오른다. 가려움증도 심해져 온몸을 미친 듯이 긁어대야 시원함을 느끼고 각질이 우수수 떨어지며 진물이 난다.

개인차는 있지만 폐 기능을 강화시키면 대략 3개월까지는 명현현상과 탈스현상을 거치고 4개월째부터 수그러든다. 그러나 수년에서 수십 년 동안 스테로이드를 사용해 왔다면 탈스현상도 길고 그만큼 치료 기간도 오래 걸린다. 그렇다고 뿜어내는 고통을 참지 못하고 다시 스테로이드를 바르면 근본 치료는 되지 않고 우주의 신물질이라 내 몸이 배척해 부작용이 심각한 화학약품이 다시 내 몸을 망치는 '언 발에 오줌 누기' 식 대증 요법이 반복된다.

따라서 힘들더라도 '심해져야 낫는다'는 주문을 걸며 계속 땀구멍을 열어 주는 찜질방과 불가마 사우나, 유산소 운동 등과 털구멍을 열어 주는 한약 요법을 병행해 부지런히 땀 흘려 운동하고 심폐 기능을 강화해야 피부 곳곳에 숨은 스테로이드까지 뿜어내고 씻어내 완치가 가능하다.

아토피는 가려움 때문에 환자는 물론 보호자도 괴로운 병이다. 특히 가려움증이 심한 어린 아이들은 손톱을 되도록 짧게 깎아 주고 손이 얼굴에 가지 않도록 주의해야 한다. 잘 때는 장갑을 끼워 무의식중에 긁지 못하게 하는 것도 방법이다.

겨울이나 봄에는 건조한 공기에 의해 피부 건조증이 심화되어 가려움증과 피부 병변이 심해지기 쉽다. 그러므로 이 계절에는 피부 관리에 더욱 주의해야 한다. 여름에 땀이 나면 피부에 자극이 가해져 가려움증이 심해지므로 곧바로 씻어 준다. 알코올을 함유한 로션제는 피부의 수분을 증발시키므로 함부로 발라서는 안 된다. 수시로 손을 닦는 것은 좋지 않으며 자주 보습제를 발라 준다.

새 옷은 화학 성분을 없애기 위해 빨아 입고, 표백제는 사용하지 않는다. 모직, 합성 섬유는 피하고 땀을 잘 흡수하도록 면으로 된 옷을 입는다. 빨래 후에는 옷에 세제가 남아 있지 않도록 잘 헹군다. 레깅스, 스키니 진, 스타킹과 같이 꼭 끼는 옷을 피하고 헐렁한 옷을 입는다. 실내 온도는 20℃ 전후, 습도는 50~60%로 적정하게 유지한다.

집안을 깨끗이 해 집먼지 진드기를 줄이는 것도 중요하다. 집먼지 진드기의 서식처인 카펫, 인형, 털이불, 커튼 등을 치우고 침대보다는 온돌에 재우는 것이 좋다. 온도 변화가 심한 환경에 노출되지 않도록 하면서 과거에 증상을 악화시켰던 요소들과 접촉하지 않도록 한다.

정서 불안, 스트레스, 좌절, 분노의 감정은 증상을 악화시키므로 부드럽고 편안한 분위기를 만들도록 노력하고 주변에서도 참을 수 없는 가려움증을 이해하고, 긁지 말라고 나무라기보다 따뜻한 말 한마디와 배려로 마음을 어루만져 준다.

아토피성 피부염 환자에게 좋은 한약재로는 맥문동, 상엽桑葉, 국화, 대황, 감초 등이 있다. 국화는 국화잎을 넣고 차로 마셔도 좋고, 국화 꽃잎과 줄기를 찧어 생즙을 마시거나 환부에 발라도 좋다. 복숭아잎 삶은 물이나 솔잎과 감나무잎을 삶아서 그 물에 담그거나 감초 달인 물을 목욕할 때 써도 좋다.

충혈된 피부와 각질 건선

벗겨도 벗겨도 하얀 피부 각질이 뚝뚝 떨어진다면, 환절기나 겨울철에 피부 건조증이나 면역력 약화로 오는 건선일 가능성이 크다. 국어사전에서는 건선乾癬을 마른버짐과 동의어로 본다. 피부에 수분이 부족하여 온몸에 까슬까슬 작은 좁쌀 모양의 붉은 발진이 버짐처럼 퍼지면서 그 부위에 비듬 같은 각질이 겹겹이 쌓여 나타나는 만성 피부염이기 때문이다. 정상적인 세포는 약 28일을 주기로 생성과 소멸을 반복하는데, 건선이 생긴 부위는 세포의 교체 기간이 빨라져 죽은 세포가 미처 떨어져 나가지 못하고 쌓여 피부가 두꺼워지는 것이다.

건선은 주로 팔꿈치, 무릎, 다리, 엉덩이, 머리에 생기며 만성으로 번지는 경우가 많고, 치유되지 않고 쉽게 재발하는 특징이 있다. 따라서 인체 내부의 근본 원인을 치료하지 않고 스테로이드제를 사용하거나 자외선 치료를 하는 등 외적인 치료로 일시적인 효과만 노리는 건선 치료는 무의미하다. 자칫 잘못하면 빈대 잡으려다 초가삼간 태우는 격으로 더욱 심각한 부작용을 야기할 수 있기 때문이다.

건선은 전염성도 없고 아토피보다는 덜 가렵다. 그러나 외관상 보기에 더 흉하다 보니 인설반을 억지로 마찰하거나 긁어서 떼어내 빨갛게 충혈되고 흉터가 남는 경우가 많다. 상처 난 부위는 증상을 더욱 악화시킬 수 있으므로 떼어내는 대신 발한을 유도하는 운동이나 숯가마 찜질방 등을 통해 체온을 높여 몸속의 독소와 노폐물이 땀과 함께 몸 밖으로 빠져나오면서 자연스럽게 인설이 벗겨질 수 있도록 유도하는 것이 좋다.

여름에는 호전되나 대개 환절기나 겨울에는 피부의 습도가 떨어지고 건조해지면서 악화되는 경향이 있으므로 보습에 신경 써야 한다. 특히 외상으로 손상 받은 피부 부위에 건선이 자주 나타나므로 가능한 피부 마찰 등의 피부 손상을 줄이는 것이 좋다.

필자는 건선의 원인을 폐에 쌓인 열독에서 찾는다. 극심한 스트레스나 기후 변화, 알레르기 체질로 인한 면역력 약화가 편도선 약화를 불러오고 외부 항원을 퇴치하지 못해 인체로 침입하는 문을 허용하게 되는 것이다.

따라서 건선을 치료하기 위해서는 폐에 쌓인 열을 내려 편도선을 강화하고, 강화된 편도선의 힘으로 식균 작용을 활발히 해 면역력 전반을 향상시키려는 노력이 선행되어야 한다. 편강한의원에서는 사삼, 길경, 금은화, 맥문동 등 10여 가지 약재를 황금 비율로 조합해 만든 한방 생약으로 건선을 치료한다. 폐를 정화하는 청폐淸肺작용과 촉촉하게 적셔주는 윤폐潤肺작용으로 면역력과 자가 치유 능력을 높여 주는 것이다.

이렇게 오장의 으뜸인 폐를 강화시키면 피부의 닫혔던 털구멍과 땀구멍이 열리고, 피부 곳곳에 쌓인 노폐물과 독소가 배출되면 건선은 물론 아토피, 기미, 여드름, 검버섯 등 각종 피부 질환을 근본적으로 치료할 수 있다. 또한 인체에 원기가 충만해지면 호흡기 전반이 강화되어 편도선염, 기관지염, 폐렴부터 폐기종, 폐섬유화, 기관지 확장증, 폐암에 이르기까지 각종 폐 계통 질환도 자연스럽게 예방·치료할 수 있다.

한약 요법과 함께 균형 잡힌 생활 습관과 식이 요법을 병행하면 치료가 수월해진다. 술과 담배는 인체의 컨디션을 전반적으로 떨어뜨려 건선을 부추기므로 끊는 것이 좋다. 규칙적인 생활과 충분한 휴식은 기본이다. 실제로 많은 건선 환자들은 육체적인 과로와 정신적인 스트레스가 심할 때 면역력이 떨어져 상태가 더욱 악화되었다. 땀이 날 정도의 등산이나 줄넘기, 에어로빅, 자전거 타기 등 유산소 운동으로 노폐물을 배출시키고 하루 20~30분 일광욕을 해 주면 몸과 마음이 가벼워지면서 건선 치료에도 도움이 된다. 육식이나 기름진 음식은 줄이고, 야채와 과일, 해조류, 어패류, 콩류, 곡물의 풍부한 영양소 등은 인체의 면역력을 강화하고 건선 치유에 도움을 주므로 꾸준히 섭취한다.

거뭇거뭇 저승꽃 검버섯

꽃 중에서 가장 애잔한 꽃이 있다면 아마 저승꽃일 것이다. 선조들은 인생의 황혼기인 60~80대에 검버섯이 집중적으로 나타나기 때문에 저승사자가 두고 가는 꽃이라 하여 '저승꽃'이라 일컬었다. 영어권에서도 검버섯을 'age spot'이라 하여 나이가 들면서 생기는 점이라는 것을 강조했다.

이처럼 검버섯은 대표적인 노인성 질환으로 이마와 얼굴, 목처럼 피지선이 발달한 부위에 주로 생기며, 피부가 자외선에 많이 노출되어 자외선을 방어하기 위해 각질과 표피 세포가 부분적으로 두꺼워지면서 색소 침착이 일어나 발생한다.

연세가 지긋하신 할머니나 할아버지들을 유심히 살펴보면 얼굴뿐만 아니라 손등, 팔등, 두피에서도 검버섯이 나타난 것을 볼 수 있는데 보통 경계가 뚜렷한 원형의 갈색 내지 흑갈색 반점이 생기며 크기는 1mm에서 수 cm 정도로 다양하다. 특별한 증상은 없지만 가려움증이 있을 수도 있다. 대개 자연 치유는 되지 않고 연령이 증가함에 따라 수가 늘어나며 아주 드물게는 악성 변화를 일으켜 피부암으로 이행될 수도 있다. 따라서 가려움증을 동반한 병변이 갑자기 몸에 광범위하게 생기는 경우에는 소화기 계통의 악성 종양 가능성을 염두에 두고 치료를 받아야 한다.

요즘은 골프나 테니스, 등산 등 야외 활동을 즐기는 인구가 많아져 노인뿐 아니라 20~30대 젊은 사람들에게도 검버섯이나 기미, 건선 등이 자주 발생한다. 피부과에서 레이저 치료를 받아도 색소 침착 부위가 더 넓어지거나 또다시 재발하는 경우가 많다.

편강한의원에서는 외형상으로만 검버섯과 같은 피부 질환을 치료하는 것이 아니라 피부를 주관하는 폐가 힘이 없어 부속 기관인 피부도 제 역할을 다하지 못하는 것으로 보고, 청폐淸肺한약으로 폐의 기능을 극대화하여 대기의 맑고 신선한 기운을 혈액으로 보낸다. 맑고 건강해진 혈액이 몸속의 열을 내리고 닫혀 있는 털구멍과 땀구멍을 활짝 열면 노폐물과 독소가 몸 밖으로 빠져나와 검버섯과 기미, 주근깨가 사라지고 여드름, 건선, 아토피 등 피부 질환이 진정되면서 맑고 투명한 피부를 되찾을 수 있다.

생활 속에서도 검버섯 및 각종 피부 질환을 예방·치료하려는 노력을 병행하면 좋을 것이다. 우선 외출할 때는 자외선 차단제를 발라 피부의 멜라닌 세포의 활성을 막는다. 아침저녁으로 깨끗이 세안하고, 하루 8잔 정도의 물을 섭취해 몸이 건조해지지 않도록 한다. 율무는 미백 효과가 있고, 비타민 C는 검버섯의 주원인인 멜라닌 생성을 억제하고 피부 면역력을 증강시켜 주므로 제철 과일과 채소를 충분히 섭취한다. 살구씨와 백렴, 고령토 등 세 가지 성분 각각 25g씩에 계란 흰자를 섞어 만든 살구씨 팩을 세안 후 얼굴에 거즈를 깔고 30분 정도 바른 후 미지근한 물로 씻어 주면 효과가 있다.

휴가철 바닷가를 가거나 장거리 여행을 할 때 모자를 챙기는 것도 필수다. 우리가 흔히 쓰는 야구모자는 귀나 목 부분을 햇빛으로부터 보호해 줄 수 없고, 밀짚모자도 햇빛이 투과해버리기 때문에 자외선으로부터 피부를 보호하지 못한다. 따라서 모자를 고를 때는 야구모자나 밀짚모자보다는 챙이 넓거나 큰 것, 자외선을 차단해 줄 수 있는 천으로 된 모자를 고르도록 한다. 규칙적으로 식사를 하고, 충분한 수면을 취해 스트레스를 줄이는 노력도 필요하다.

기타 질환

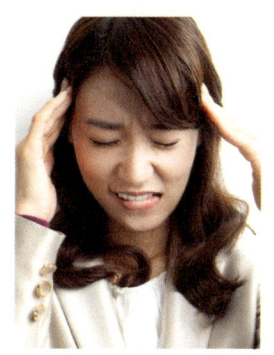

귀에서 진물 나는 중이염

중이염은 귀의 고막 안쪽인 중이中耳 부분에 염증이 생긴 것을 말한다. 대부분 감기나 비염의 합병증으로 생기는데, 코와 귀가 유스타키오관이라는 이관으로 연결되어 있어 콧병에 걸리면 세균이 귀로 침입하기가 그만큼 수월해지기 때문이다. 중이염에 걸리면 귀가 아프고 열이 나며 고름이 나오거나 제대로 들리지 않고 어지럼증이 나타나기도 한다. 무엇을 삼킬 때 귀에서 '짤가닥' 하는 느낌이 드는 경우도 있다.

한의학에서 귀는 신장과 통한다고 본다. 귀는 오장 가운데 신장의 기운과 연결되어 소리를 들을 수 있기 때문에 신장이 조화로워야 귀가 다섯 가지 소리를 들을 수 있다고 본 것이다. 신장에는 정精이 저장되어 있으므로 정기精氣가 조화로워야 신장의 기가 성해서 5음을 들을 수 있다.

과로하여 기혈氣血이 손상되어 신장이 상하고 정기精氣가 빠져나가면 귀가 먹어서 말을 들을 수 없게 된다. 이러한 시각에서 귓병을 치료하면 양의학으로 잘 치료되지 않는 만성적인 귓병도 한의학적으로 치료할 수 있다.

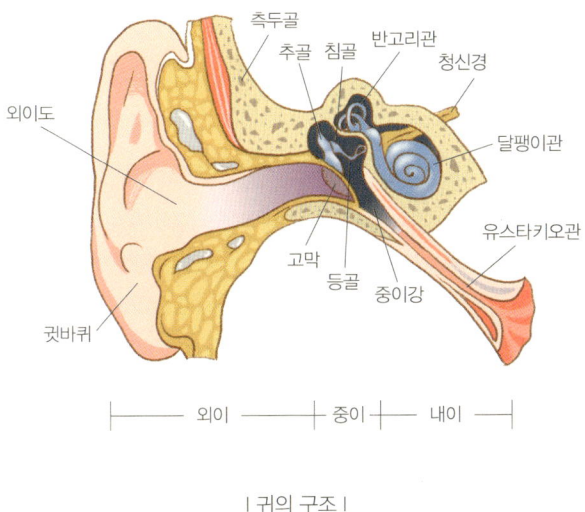

| 귀의 구조 |

〈동의보감〉에서는 귀먹음이 모두 열에 의한 것이라고 말하고 있다. 실제로 과거에는 장티푸스와 같은 열병을 앓은 후유증으로 귀가 멀거나 중이염을 심하게 앓아 난청이 되는 경우가 많았다. 물론 청력이 감퇴하는 난청은 열병에 의해서만 초래되지 않는다. 병균의 감염으로 인한 염증 이외에도 외상, 종양, 약물, 소음, 나이 듦 등에 의해 일어날 수 있다.

중이염은 증상에 따라 여러 형태로 분류할 수 있다. 중이 부위에 빨갛게 부어오르는 현상이 나타나면서 이관이 서서히 부어서 귀 안이 막히는 느낌을 갖게 되는 것을 이창耳脹이라고 한다. 또 분비물이 나오면 충혈된 고막이나 중이강에 점막이 붓고 열이 나는데 이를 이통耳痛이라고 한다. 곪아서 고름이 생겨 고막 안쪽의 농에 치가 섞여 있는 분비물로 빡빡한 농액이 흐르면 농이濃耳라고 하고, 이감耳疳 상태는 흑색을 띤 농이 배출되면서 악취가 난다. 화농이 계속되면 분비물이 뼈조직 내부에 고름 덩어리로 변하는데 만성 중이염으로 진행되며 지속적인 고름이 흐르는 것이 바로 이루耳漏다.

한의학에서는 이창이나 이통이 있을 때는 소염, 진통 작용과 살균 작용을 하는 청열거풍지제淸熱祛風之劑를 쓰고, 농이나 이감증이 있을 때는 삼수습약滲水濕藥을 쓴다. '이루'라고 하는 지속적인 고름이 나올 때는 부정거사법扶正祛邪法을 사용한다. 필자는 귀와 밀접한 관련이 있는 신장을 돋우기 위해 어미 장부인 폐 기능을 강화해 혈과 기를 조화시켜 아들 장부인 신장도 더불어 강화되는 원리로 중이염을 치료한다.

중이염에 좋은 한약재로는 호이초虎耳草와 우엉이 있다. 통증이 있을 때 호이초를 깨끗하게 씻어 물기를 없앤 다음 소금을 뿌린 후 즙을 짜서 귀에 한두 방을 떨어뜨리거나, 우엉 즙을 두세 방울 귓속에 떨어뜨리면 농을 배출시키고 열을 내려 주는 효과가 있다.

검은콩은 몸의 저항력을 높여주므로 부드럽게 삶아서 먹고, 산수유는 신진대사를 촉진시켜주고 세균에 대한 저항력을 높여 중이염이 만성화되는 것을 막아 주므로 하루에 3회 공복에 마신다.

중이염은 평상시에 귀에 물이 들어가지 않도록 주의하는 게 중요하다. 만약 물이 들어갔다면 깨끗한 타월로 바로 닦아 준다. 귀지를 파낼 때 상처가 생겨도 중이염이 되는 경우가 있으므로 조심해야 한다. 급성 중이염은 추운 계절에 감기에 걸리지 않도록 하는 게 가장 중요한 예방법이다.

식사 전에 반드시 손 씻기, 하루 세 번 양치질하기를 생활화한다. 코를 풀 때도 귀에 무리가 가지 않도록 한쪽씩 번갈아 가며 풀고, 찬 아이스크림이나 라면, 탄산음료, 과자, 술은 위장 기능 저하나 비강 내 부종, 면역력 저하를 부추길 수 있으므로 자제한다.

간질간질 충혈된 눈 결막염

결막염은 말 그대로 안구를 외부에서 감싸고 있는 얇고 투명한 '결막結膜'에 염증이 생긴 것을 말한다. 주로 눈이나 눈꺼풀이 가렵고 결막의 충혈, 이물감, 눈의 화끈거림을 동반한 전반적인 통증, 눈부심, 눈물흘림과 같은 증상을 호소하며 결막이 부풀어 오르기도 한다.

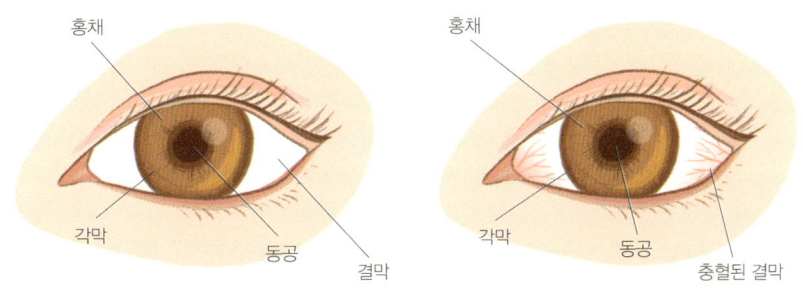

| 결막염 전후 |

한의학에서는 눈이 여러 장부 가운데서도 특히 간과 밀접한 관계가 있다고 본다. 〈동의보감〉에서도 오장의 정기가 모이는 곳이 눈이며, 눈은 간과 통하는 구멍이라 하여 눈과 간의 밀접한 관계를 설명한다. 사람이 누우면 혈血이 간으로 들어가는데, 간이 혈血을 받아야 시야가 트인다는 것이다. 또한 간의 기운은 눈으로 통하므로 간이 조화로운 상태에 있어야 다섯 가지 색깔을 잘 분별해 볼 수 있다 하였다.

눈병은 모두 화火 기운 때문에 생기는데, 흰자위가 벌겋게 되는 것은 화가 폐의 기운을 누르기 때문으로 본다. 눈두덩이 벌겋게 붓는 것은 화가 비장의 기운을 억눌러서이고, 붉거나 희거나 푸른 막이 눈자위를 덮는 것은 화가 간과 신장의 기운을 억누르기 때문으로 보고 있다.

 이렇듯 눈병은 오장육부의 불균형으로 화기가 뻗쳐 면역 체계를 약화시켜 오는 것으로 볼 수 있다. 한의학의 금생수金生水 원리에 따라 청폐淸肺한약으로 폐의 열기를 꺼주고 정기를 돋우면 신장과 간장이 순차적으로 좋아진다. 이로써 오장육부의 순항을 도와 면역력 전반이 향상되어 자연스럽게 결막염도 자연 치유 할 수 있다.

 눈이 충혈되거나 붓고 눈물이 자주 흐를 때는 간을 보하고 눈을 맑게 하는 결명자를 끓여 먹어도 효험이 있다. 미나리아재빗과의 다년생 풀인 황련은 항균성이 높아 눈과 귀에 열이 나면서 염증이 있을 때 좋다. 삼백초도 중이염과 결막염에 효과가 있다. 작은 국화꽃이 활짝 피기 전 꽃망울을 음지에 말려 놨다가 차로 마시면 눈의 충혈과 가려움증을 없애 준다.

 결막염은 전염성이 있는 경우가 많아 예방이 무엇보다 중요하다. 눈병이 유행할 때에는 사람이 많이 모이는 장소를 피하고, 수영장에서 놀다가 눈을 비비지 않는다. 가족 중에 눈병 환자가 있으면 이불, 베개, 수건 등을 따로 쓰고 환자가 쓰던 안약을 사용하지 말고 흐르는 물에 씻는 것이 좋다. 눈이 붓거나 가려움증이 심한 경우에는 냉장고의 얼음을 얇은 수건에 싸서 눈에 냉찜질을 하거나 찬물로 눈 주위를 씻어 주면 증상이 완화된다.

피곤하고 예민한 갑상선 질환

 갑상선은 날개를 편 나비 모양이다. 목의 한가운데에서 앞으로 튀어나온 물렁뼈 아래쪽 기도 주위를 감싸는 내분비선을 말하는데, 티록신이라는 호르몬이 분비되어 인체 내 모든 기관의 기능을 적절하게 유지시켜 준다.

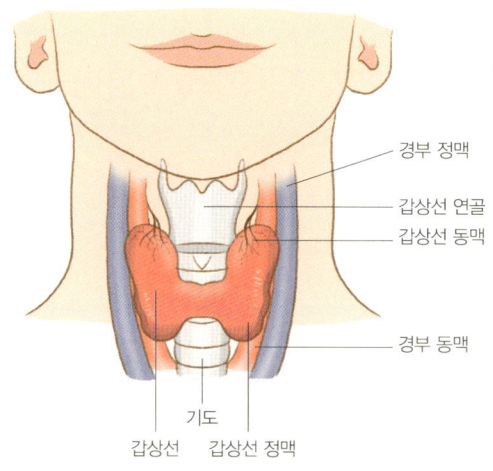

| 갑상선의 위치 |

　갑상선 호르몬은 적당히 분비되어야 몸에 좋다. 지나치게 많이 분비되면 기능 항진증이, 너무 적게 분비되면 기능 저하증이 발생하여 둘 다 문제가 된다. 갑상선 기능 항진증이 오면 신체의 모든 대사가 과해져 안절부절못하며 초췌한 모습을 보인다. 비교적 말을 빨리하며 더위를 참기 힘들고, 잘 먹는데도 체중 감소와 전신 쇠약감, 근력 약화 증상을 보인다. 신경이 예민해지고 집중하지 못하며 불안해져서 쉽게 분노하고 짜증을 내기도 한다. 눈이 돌출되고 커지면서 뻑뻑하거나 불편해지기도 한다.

　반대로 갑상선 기능 저하증이 생기면 말초 조직에서 갑상선 호르몬의 작용이 둔화되면서 무기력해지고 의욕이 없어지며 심한 피로감을 느끼게 된다. 추위를 많이 타고 몸과 마음이 약해져 우울증이 발생하기도 한다. 식욕 저하와 소화 장애가 심해지고 갑상선이 커져 목이 부어오르는 증상도 나타날 수 있다.

　한방에서는 갑상선 질환을 '나력' 혹은 '영유'라 하여 갑상선 질환의 발병 원인을 '심장의 허혈'과 '간장의 울혈'에 있다고 본다. 심장의 허혈은 심장 기능이 떨어지면서 열을 갖고 있는 상태를 말하고, 간장의 울혈은 정신적 스트레스나 과로로 인해 간에 무리가 가면서 간의 해독 기능이 떨어지고 혈액 순환이 정체되어 있는 상태를 말한다. 또 경우에 따라서는 담음痰飮이 목에 뭉쳐서 생기는 것으로 보기도 한다. 흔히 말하는 스트레스와 과로가 주원인이다.

필자는 보통 한방에서 처방하는 청간해울탕이나 이진탕 대신 심폐 기능을 강화시켜 심장의 허혈을 풀어 주고, 간의 화기와 울체를 풀어 기혈 순환을 원활하게 하는 편강탕을 처방하여 갑상선 항진과 저하 모두에 효과를 보고 있다.

갑상선 질환이 주로 스트레스와 과로, 면역 기능 이상에서 오는 것이기 때문에 충분한 휴식을 취하면서 지나치게 자극적이고 지방분이 많은 음식은 삼가고, 대신 영지버섯이나 도라지, 하고초꿀풀, 시호 등을 달여서 아침저녁으로 마시면 좋다. 음식으로는 미역이나 다시마, 호두, 대추, 복숭아, 보리, 연꽃 씨, 검은콩 등이 좋다. 해삼이나 장어도 갑상선 질환의 예방과 치료에 도움이 된다.

변비 · 설사 대장 질환

대장은 각 장기에서 영양분을 가져가고 남은 찌꺼기를 배설하는 쓰레기 하차장이다. 소화기관의 맨 마지막에 해당하며 우측 아래쪽에서 시작해 크게 맹장, 결장, 직장의 세 부분으로 나뉜다. 대장은 주로 소화된 음식의 흡수 및 배설 작용을 하므로 대장에 남은 음식물 찌꺼기와 수분의 평형을 잘 맞추어야 원활한 배설이 가능하다.

소장에서 소화가 다 되고 난 찌꺼기는 수분 함량이 많은데, 이 물이 대장에서 흡수되어 찌꺼기가 점점 고형화되면서 대변으로 굳어지는 것이다. 대장 속에는 무수히 많은 대장균이 서식하고 있어서 대장으로 내려온 소화되지 않은 것을 일부분해하면서 살고 있다. 대장에서 굳어진 내용물은 직장直腸으로 내려가서 뒤에 대변으로 배설된다.

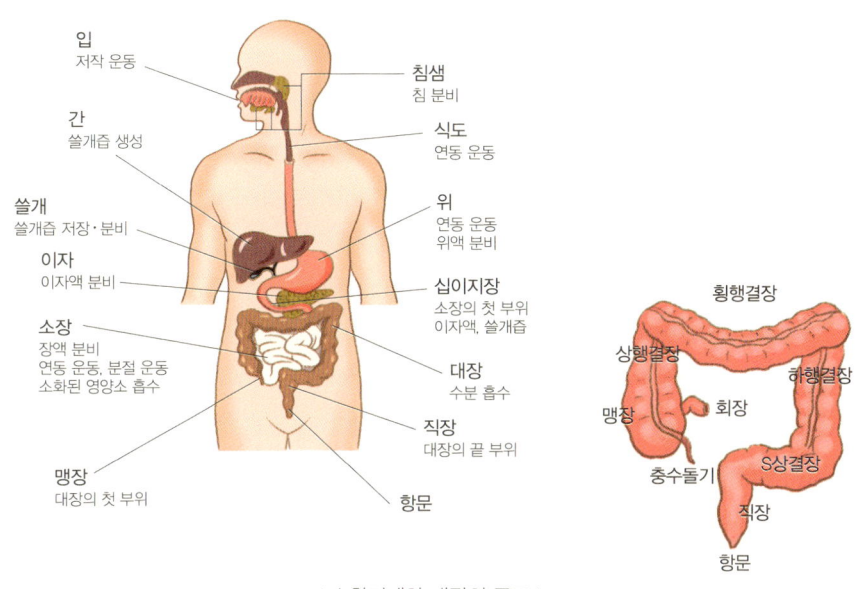

| 소화기계와 대장의 구조 |

 현대인들은 육식과 인스턴트 식품 위주의 서구화된 식습관, 경쟁 과열로 인한 과도한 긴장과 스트레스, 운동 부족과 짧고 꽉 죄는 옷차림 등으로 몸을 돌보지 않은 결과 각종 소화기 장애에 시달린다. 이 때문에 대장에 열이 많아 수분을 많이 흡수해 변비가 되거나, 반대로 대장이 차가워져 수분을 적게 흡수하여 설사를 하기도 한다.

 대장은 오장육부 중 폐와 짝을 이뤄 몸속의 노폐물을 배출하는 역할을 한다. 몸속에 노폐물 배출이 원활하지 못하면 자연히 독소가 쌓이고 피부에도 영향을 미쳐 트러블의 원인이 된다. 따라서 대변불통大便不通을 고치려면 대장과 형제 장부인 폐기肺氣가 돌도록 해야 한다.

편강한의원에서는 폐포 곳곳에 쌓인 열기를 꺼주고, 물을 대줘 수분 대사를 원활하게 하여 장운동과 노폐물 배출 기능을 촉진시켜 쾌변을 돕는 청폐淸肺한약을 처방하고 있다.

집에서는 아욱의 씨인 동규자나 결명자를 차로 끓여 마시면 변비에 효험이 있다. 노회蘆薈라고 해서 알로에 액즙을 농축한 것도 변비에 좋다. 현미와 고구마, 미역은 식이 섬유가 풍부하여 변비를 해소하고, 청국장은 효소와 청국장균이 소화 활동을 활발하게 하여 뱃속을 청소해 준다. 사과는 껍질째 먹으면 펙틴 성분이 장을 튼튼하게 하여 변비와 설사 모두에 효험을 볼 수 있다. 이처럼 변비에는 채소, 과일, 콩류와 견과류를 많이 섭취하고, 되도록 과일과 채소는 생것으로 먹는 것이 좋다. 그리고 물을 하루 8컵 이상 마시도록 하자.

설사를 멈추는 데는 매실, 곶감, 연근, 마늘 등이 좋다. 차조기 잎을 우려 차처럼 마셔도 연근과 같은 수렴 효과가 뛰어나 설사를 완화시켜 준다. 무엇보다 규칙적인 식사와 운동, 충분한 휴식과 정서적 안정이 대장 질환에 가장 필요한 보약이다. 자기도 모르게 사소한 일에 과민하게 반응하고 있다면 인생은 경주가 아니라 한 걸음 한 걸음 음미하는 여행이라는 것을 잊지 말자.

소변 이상과 부종 신장 질환

한방에서 보는 신장은 양방에서의 견해보다 훨씬 포괄적이다. 양방에서는 배설 작용을 하는 장기로 간주하는데 비해 한방에서는 배설 작용과 더불어 생식과 호흡, 수액대사, 뼈를 모두 주관하는 장기로 본다. 그렇기 때문에 한의학에서는 신장 질환의 원인을 생식 기능과 관련된 부분까지 포함해서 파악한다.

이런 차원에서 과도한 성생활도 신장 질환의 원인이 될 수도 있다. 무리하게 무거운 것을 운반하는 등 힘을 과하게 썼거나 습한 곳에 장기간 머무르면 신장에 이상이 생기기 쉽다. 또 육류와 염분, 수분, 설탕의 과잉 섭취와 지나친 술, 담배도 발병의 원인이 된다.

신장 질환 역시 초기에 치료를 잘해서 만성이 되지 않게 하는 것이 중요하다. 편강한의원에서는 한방 생약 편강탕으로 수분이 체내에 정체돼 병을 일으키는 수독水毒 체질을 건강 체질로 개선함으로써 배뇨 이상, 핍뇨 혹은 무뇨증, 부종, 당뇨병이나 전신성홍반성낭창 같은 다양한 신장 질환을 치료하고 있다.

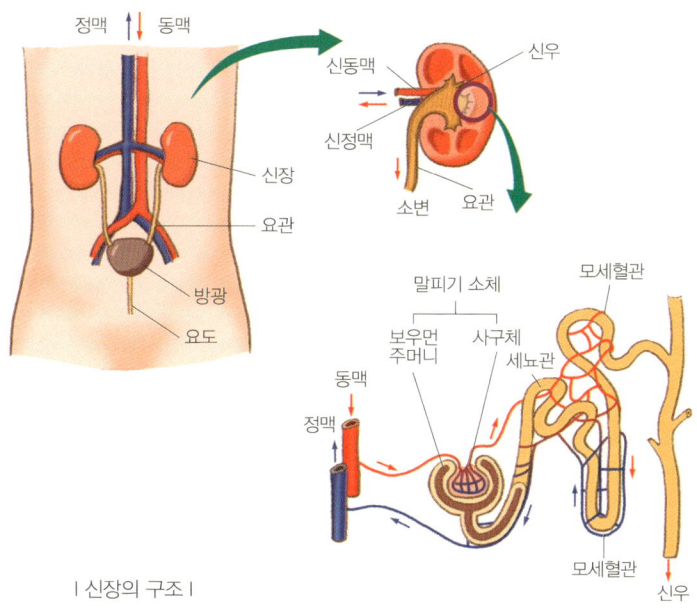

| 신장의 구조 |

약물 요법 가운데 가장 뛰어난 치료 효과를 나타내는 것으로 씨앗 요법도 있다. 씨앗 요법은 한약재의 약재명 뒤에 '자子'가 붙은 씨앗 종류의 약재들을 처방하는 치료법이다. 오미자, 토사자兎絲子, 새삼의 씨, 구기자, 복분자 같은 약재들을 종류에 따라 비율을 조정해 분말로 만드는데, 소화 기능을 촉진시키면서 신장의 기운을

북돋아 주는 효험이 있다.

　씨앗 종류의 약재 말고도 신장병에 좋은 여러 한약재들이 있다. 옥수수염은 신장병의 특효약이다. 이뇨 작용을 돕고, 신장에 있는 결석을 녹이며, 소변이 배출되는 길에 묻어 있는 진득진득한 물질들을 깨끗이 씻어내는 작용을 하기 때문이다.

　팥도 신장염에 효과가 좋은 약재다. 만성 신장염 같은 경우는 조금만 과로해도 손발이 붓고 몸이 무거워진다. 팥은 단백질, 지방, 사포닌 성분을 지니고 있어서 수분 대사와 기 순환이 원활히 이뤄지도록 돕는다. 율무나 복령도 소변을 잘 보지 못하고 몸이 부었을 때 좋다.

　신장염은 세균 감염에 의한 것이기 때문에 청결 유지와 면역력 강화가 예방의 지름길이다. 술이나 백설탕, 햄, 소시지, 짜거나 매운 자극적인 음식은 신장에 좋지 않으므로 건강할 때 싱싱한 자연식품으로 식습관을 관리해야 한다. 콩팥 기능이 제대로 작동하지 않아 노폐물이 혈액에 축적되는 신부전腎不全증의 경우 자각 증상이 거의 없기 때문에 정기적인 건강검진으로 몸 상태를 체크하는 것이 좋다.

붓고 쑤시는 관절염

　1974년 에티오피아에서 320만 년 전에 살았던 25세의 여성 화석이 발견되었다. 그녀는 키 107cm에 몸무게 28kg으로 무릎뼈에는 관절염을 앓은 흔적이 있었다고 한다. 돈 요한슨Done Johanson에 의해 발견된 그녀의 이름은 루시Lucy. 루시처럼 인류가 지구라는 별에서 직립 보행을 시작했을 때부터 다른 동물에게는 없는 숙명적인 질환이 생겼으니 바로 관절염이다.

　관절은 뼈와 뼈 사이가 부드럽게 운동할 수 있도록 돕는다. 연골, 관절낭, 활막,

인대, 힘줄, 근육 등으로 구성되어 있으며, 움직임에 따라 발생하는 충격을 흡수하는 역할을 한다. 관절에 염증이 생기면 붓거나 열감이 동반되면서 통증이 생긴다.

보통 관절염이라 하면 퇴행성 관절염을 떠올리는 경우가 많다. 그러나 관절염의 종류는 열 손가락으로 꼽을 수 없을 정도로 다양하다. 대표적인 것 몇 가지만 들면, 면역 체계 이상으로 뼈 사이 활막에 염증이 생기고 관절을 파괴하는 류마티스 관절염, 골절 또는 인대 손상 등으로 다쳐서 생기는 외상 후 관절염, 감염이나 결핵에 의한 화농성·결핵성 관절염, 피부병을 앓는 건선 환자들에게 생기는 건선 관절염 등이 있다.

주 5일 근무가 확대되면서 스포츠 등 여가 활동을 즐기는 인구가 늘어나 최근 인대, 반월상 연골 손상 환자가 증가하고 있다. 제때 치료하지 않아 관절염으로 악화된 경우도 심심찮게 보인다. 특히 기름기 많은 서구화된 식습관으로 살이 쪄 관절에 무리를 주거나, 탄산음료를 즐기거나 하이힐을 무리하게 신어 관절 건강에 적신호가 켜진 젊은이들도 많다.

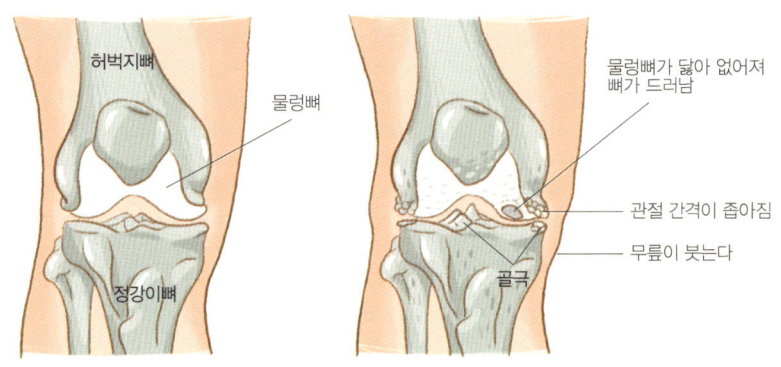

| 관절염 전후 |

한방에서는 몸이 냉해 기혈 순환이 원활치 못하면 손발의 관절에 찌꺼기가 생기고, 이것이 쌓여 부패해 관절염이 된다고 보기도 한다. 통풍성 관절염의 경우 체내 음양의 조화가 깨지면서 풍風, 열熱, 습濕이 뭉쳐 나타난다고 본다. 따라서 관절염 환자들은 항상 관절 부위를 따뜻하게 해 혈액 순환을 원활하게 해 주는 것이 치료의 기본이다.

퇴행성 관절염은 우선 침으로 통증을 줄일 수 있다. 근육이 뭉쳐 있는 경혈에 침을 놓으면 무릎이 한결 부드러워지고, 통증이 심한 부위에 뜸 치료를 하면 피돌기가 원활해진다.

류머티즘성 관절염 환자에게는 몸에 든 풍風, 한寒, 습濕과 같은 사기邪氣를 몰아내고 경혈을 소통시켜 기혈의 순환이 잘 되도록 하는 약재를 처방한다. 만성 질환이 됐을 때는 몸의 원기와 면역력을 보강하여 심폐 기능을 강화시켜 간과 신장의 기능을 보하는 약재를 가감하여 처방한다.

양방에서는 약물 요법과 수술 치료로 인위적으로 관절염을 완화시킨다. 하지만 재발과 부작용이 잦아 평생 관리해야 하는 경우가 많다. 한방에서는 자연 속에서 비바람을 맞으며 생존한 생약초를 달여 탕약을 처방하고, 경제적이고 효율적인 침과 뜸, 부항 등으로 면역 기능의 균형을 맞추고 피돌기를 원활하게 함으로써 관절염을 다스린다. 자연히 재발과 부작용 없이 항상성을 유지할 수 있다.

천연 한약재로 풍을 제거하는 데는 갈근과 마황, 습을 제거하기 위해서는 복령, 방기, 황기 등을 쓴다. 여기에 신진대사를 돕고 진통을 완화시키기 위해 인삼과 감초, 작약, 오가피 등을 가미해 먹으면 좋다. 이밖에 관절염에 좋은 한약재로는 두충, 녹각, 홍화, 오미자 등이 있다. 두충은 볶아서 술을 담가 먹거나 차로 끓여 먹어도 좋다. 그렇다고 지나치게 많이 마시면 오히려 관절염을 악화시키기 때문에 주의해야 한다.

녹각은 가루를 내 흰죽에 타 먹으면 원기를 보강할 수 있다. 홍화는 뜨거운 물에 우려 차로 마시는데 여성 환자의 경우 월경, 임신 중에는 금해야 한다. 오미자는 음료로도 많이 마시는데, 〈동의보감〉에선 힘줄과 뼈를 강화한다고 소개하고 있다.

관절염을 예방하려면 평소 관절에 무리를 주지 않는 것이 가장 중요하다. 지나치게 오래 걷는다든가, 오래 서 있다든가 하는 무리한 운동은 삼간다. 대신 가벼운 역기나 세라 밴드와 같은 약간의 저항을 줄 수 있는 운동 기구를 활용하여 근력강화 운동을 꾸준히 하면 튼튼한 근육이 관절을 지지해 주기 때문에 무리가 덜 간다.

여성의 경우 하이힐을 자제하고, 신더라도 주기적으로 편안한 신발로 바꿔 신어 발목을 비롯한 온몸에 휴식을 주는 것이 좋다. 관절에 무리를 주는 비만이라면 체중 감량이 우선이다. 쪼그리거나 무릎 꿇고 앉아서, 또는 계속 서서 일해야 하는 직종에 근무한다면 중간 중간 스트레칭으로 근육을 이완시켜 줘야 척추와 무릎 관절에 무리가 가지 않는다.

이미 관절염이 있거나 척추에 문제가 있는 사람, 살이 쪄서 신체 활동에 제약이 많은 사람은 땅 위에서 하는 운동보다 힘이 덜 들어 장기간 할 수 있으면서 근력과 유연성을 향상시키고 지방 소모량이 많아 다이어트에도 좋은 수영이나 아쿠아로빅 같은 수중 운동을 추천할 만하다. 일반인들도 중요한 모든 관절을 폈다 구부렸다 하는 유연성 운동을 매일 반복적으로 시행하면 관절염 예방에 도움이 된다.

아군을 공격하는 자가 면역 질환

자가 면역 질환이란 우리 몸을 외부의 세균이나 바이러스로부터 보호해 주어야 할 임무를 맡은 면역 체계가 거꾸로 우리 몸을 공격하는 것을 말한다. 남성보다는 여성에게 많이 나타나며 대표적인 자가 면역 질환은 류머티즘 관절염, 루푸스

홍반성낭창, 베체트병, 소화 기관 전체에 염증을 일으키는 크론병 등이 있다. 자가 면역 질환은 현재까지 80가지 이상 확인될 정도로 다양하다.

자가 면역 질환은 원인이 정확히 알려지지 않았지만 백신, 항생제, 스테로이드 약물 등의 남용이나 환경 오염, 식품에 들어가 있는 방부제, 화학 물질 등이 원인일 것으로 추측된다.

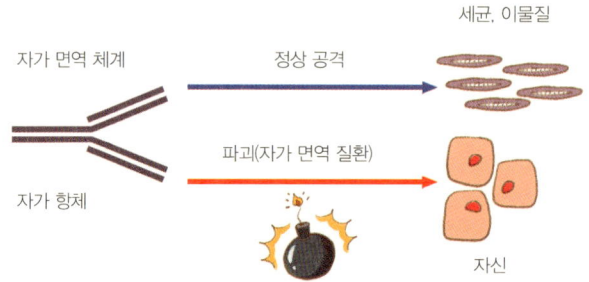

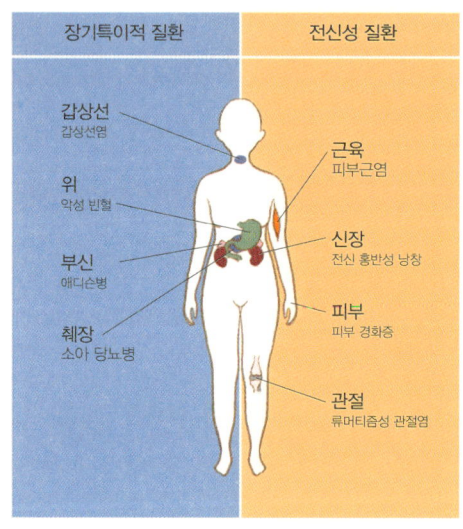

| 자가 면역 질환의 개념과 종류 |

자가 면역 질환에 걸리면 뚜렷한 이유 없이 전신 피로감을 느끼고 충분한 휴식을 취한 것 같은데도 몸이 찌뿌드드하다. 열이 오랫동안 지속되고 턱, 목, 허리를 포함하여 여기저기 관절 부위에 통증을 느낀다. 그러다가 점차적으로 손발에 감각이 없어지기도 하고, 때론 따끔거리기도 한다. 머리카락에도 윤기가 없어지면서 쉽게 빠지고 불면증에 시달린다. 조금만 햇빛을 받아도 피부가 쉽게 타고, 작은 상처에도 까맣게 흔적이 남으며 피부가 건조해지고 눈이 침침하며 가렵다. 입 안도 마르고 치아에 충치가 많아진다. 질염이 잦아지고, 입 안에 백태가 끼며, 심한 갈증을 느끼기도 한다.

인체의 면역 체계는 이물질로부터 자신의 몸을 보호하는 중요한 방어 시스템이다. 매일 들이마시는 공기에서부터 먹는 음식, 피부에 닿는 여러 물질에 이르기까지 사람이 평생 살면서 접하는 이물질은 다양하다. 면역 체계는 이런 물질을 만날 때마다 어떻게 처리할 것인지 고민하고 인체에 해를 일으키는 세균·바이러스 등 병원체로 판단되는 것을 제거하기 위한 반응을 일으킨다. 병원체가 워낙 다양하므로 우리 몸을 지키는 면역 체계가 이상을 일으켜 거꾸로 우리 몸의 장기나 기관을 공격해 일어나는 질병이 자가 면역 질환인 것이다.

한의학에서는 '정기존내 사불가간 사기소주 기기필허正氣存內 邪不可干 邪氣所湊 基氣必虛'라 하여 똑같은 환경에서도 면역력이 약한 사람에게 병이 생긴다고 본다. 몸속에 정기가 잘 자리 잡고 있다면 외부의 나쁜 기운이 함부로 들어올 수 없다는 말이기도 하다.

그렇다면 어떻게 해야 외부의 나쁜 기운이 들어오지 못할까. 무엇보다 인체를 구성하고 활동 에너지를 제공하는 바른 먹거리 섭취가 전제되어야 한다. 우선 인스턴트 식품이나 패스트푸드는 끊고, 화학조미료 사용을 자제한다. 대신 우리 몸에서 피부와 근육을 관리하는 적혈구가 좋아하는 쓰고 신 음식을 먹는다. 씀바귀, 상추, 치커리 등 쓴맛 채소를 많이 먹으면 적혈구가 건강해져 계절의 변화에 크게 영향을 받지 않고 몸이 튼튼해지고 만병의 근원인 감기를 예방할 수 있다. 매실, 오미자, 모과, 산수유 등 신맛 나는 음식은 흩어져 있는 기운을 모아 신진대사와 소화액 분비를 촉진시킴으로써 소화와 흡수를 원활하게 하는 효과가 있다. 섬유질은 몸속의 화기를 꺼주는 물 역할을 하기 때문에 생야채를 많이 섭취하는 것도 좋다. 무엇보다 현미, 뼈째 먹는 생선, 콩, 깨처럼 뿌릴 때 싹이 터서 다음 생명을 키울 힘을 지녔거나 생명이 있을 때의 모습을 그대로 유지하는 전체식품을 섭취하면 도움이 된다. 해바라기 씨앗, 호두 등 견과류와 마른 멸치를 함께 볶아 반찬으로 곁들이고 현미밥을 먹으면 각종 영양소가 풍부한 전체 식품 밥상이 될 수 있다.

자가 면역 질환에 좋은 한약재로 엉겅퀴나 오가피, 고삼, 맥문동 등이 꼽힌다. 〈본초강목〉에 따르면 엉겅퀴는 혈血을 보하는 효과가 있는데, 특히 인슐린 분비를 촉진하는 효과와 관절염, 간장의 피로 해소에 좋은 것으로 전해진다. 특히 오가피는 당뇨의 특효약으로 꼽힌다. 이밖에도 고혈압, 간장 질환, 동맥 경화, 신경 안정에도 좋다. 고삼 역시 당뇨병 치료에 탁월한 약재다. 맥문동은 혈당을 떨어뜨리는 효과가 있다. 갑상선 질환에는 하고초夏枯草나 하수오, 길경, 영지 등을 아침저녁으로 달여 먹으면 효과적이다. 류머티즘성 관절염에는 힘줄과 뼈를 강화해 주는 오미자, 두충, 홍화, 천초川椒, 우뭇가사리 등이 효험이 있다. 전신성홍반성낭창에는 인삼과 두충, 숙지황, 감초, 대추와 생강 등이 좋다.

평소 피로와 스트레스, 술과 담배를 피하고 등산과 걷기, 호흡 수련 등을 통해 면역력의 요체인 폐 기능 강화에 힘쓰면 편도선이 튼튼해져 외부의 유해 물질을 퇴치할 수 있는 힘이 커지고 자기와 비자기를 구별하여 반응하는 면역 식별 능력이 좋아지면서 자가 면역 질환을 예방할 수 있다. 자연의 순리에 따라 계절의 흐름에 순응하고, 알맞게 먹고, 일하고, 숙면을 취하면 천지기운의 변화에 발맞춰 자생적인 힘으로 자가 면역 질환을 이겨낼 수 있을 것이다.

침묵의 살인자 뇌혈관 질환

우리가 흔히 중풍, 풍 또는 뇌졸중이라 일컫는 뇌의 혈관 이상을 총칭하여 뇌혈관 질환이라 한다. 암, 심장 질환과 더불어 우리나라 3대 사망 원인 중 하나로 꼽히기에 '침묵의 살인자'라는 무서운 별명이 붙기도 한다.

일반인들은 뇌졸중腦卒中을 뇌졸증腦卒症으로 잘못 알고 있는 경우가 많은데, 워낙 병 이름 중에 '~증'이 많다 보니 자연 그리 생각한 듯하다. 뇌졸중에서 '졸중卒中'은 '졸중풍卒中風'의 줄임말이다. 여기서 '졸卒'은 '졸도'에서처럼 '갑자기'를 뜻하며, '중中'은 '적중的中'에서처럼 '맞다'는 의미가 있다. '풍風'은 '풍사風邪', 즉 바람이 병의 원인으로 작용하는 '풍증'을 이르는 말이다. 결국 어제까지 멀쩡했던 사람이 태풍에 아름드리나무가 쓰러지듯 갑자기 바람을 맞아 팔 다리를 못 쓰게 되거나 의식이 없어지는 상태를 일컬어 중풍 또는 뇌졸중이라 이름한 것이다. 영어로 뇌졸중은 'stroke'인데, 역시 '강하게 때린다'는 뜻이니 동서양을 초월해 공통된 뇌졸중의 성격이 잘 드러난다.

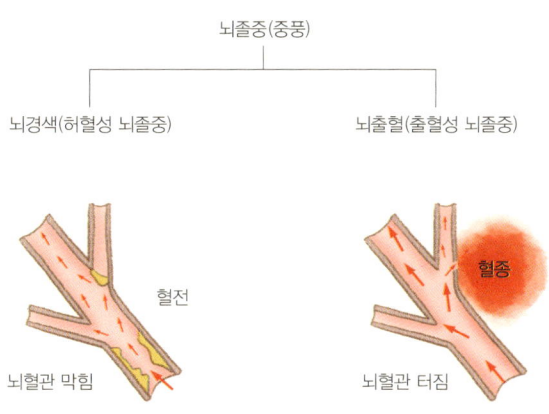

| 뇌졸중의 종류 |

뇌혈관 질환은 혈관이 막혀서 발생하는 뇌경색과 혈관이 터져서 나타나는 뇌출혈로 크게 구분된다. 뇌경색은 고혈압, 당뇨병, 고지혈증 등에 의해 동맥 경화가 오고, 그 결과 혈관 내경이 좁아지고 혈관 내벽에 상처가 생겨 피가 엉겨 붙으면서 혈관이 막혀 생긴다. 심방세동 등의 질환에 의해 심장 내의 혈액의 흐름에 이상이 생겨 혈액의 일부가 심장 내에서 응고되어 피 찌꺼기가 생기고 이것이 떨어져 나가 뇌혈관을 막아 발생하기도 한다.

뇌출혈은 고혈압으로 혈관 내의 압력이 높아져 작은 혈관 벽이 견디지 못하고 터지거나 혈관 벽의 일부가 약해서 그 약한 부분 벽이 늘어나 꽈리 모양으로 불거져 나온 상태에서 뇌동맥류가 터져서 발생한다. 가끔 뇌동정맥 기형이 선천적으로 존재해 동맥의 높은 압력이 정맥으로 직접 전달되어 발생하는 경우도 있다.

한의학에서는 중풍의 큰 원인을 사람이 원래 가지고 있는 정기의 허약함으로 보고 있다. 정기는 인체를 지탱시켜 주는 가장 근본적인 힘인데, 정기가 약해지면 인체의 방어 능력이 떨어져 풍사風邪와 같이 좋지 않은 기운이 침범할 경우 중풍이 발생하게 된다.

이밖에도 한의학에서는 급격한 기온 변화와 기후 또는 열에 의한 쇼크 등도 발병 원인으로 본다. 영양 불균형과 과도한 긴장, 흥분, 불안, 초조 등 정신적인 요인과 비만을 부추기는 음식물 섭취와 생활 습관 등이 외부 환경과 맞물리면서 몸이 허약할 때 혈관에 치명적인 위협을 가하는 것이다.

한방에서는 증상의 정도에 따라 처방을 달리한다. 발작하기 전 머리가 무겁고, 어지러우며, 다리가 휘청거리고 잠이 잘 안 오고, 숨이 차는 전조기前兆期에는 천마조등음天麻釣藤飮을 쓴다. 그리고 발작기發作期에는 통관산通關散이라는 약으로 재채기를 유발하고, 개관산開關散으로 입을 벌어지게 한 다음 우황청심원牛黃淸心元이나 사향소합환麝香蘇合丸 등의 구급약을 투여하여 각성覺醒을 유도한다.

이러한 구급 요법으로 일단 의식이 점차 소생하면 한의학 특유의 변증치료를 한다. 변증치료란 질병의 성질을 한寒, 열熱, 허虛, 실實로 가려서 치료하는 방법이다.

뇌졸중은 반신불수, 언어 장애, 지각 장애 등의 후유증을 수반하는 경우가 많다. 이러한 후유증에서 완전히 회복시킨다는 것은 불가능하지만 최소화하기 위해선 뇌부종 치료와 함께 뇌압을 낮춰주어야 한다. 한의학에서는 중풍이 일어나면 바로 성향정기산星香正氣散을 쓰는데 뇌부종에 좋은 효과가 있다. 이러한 치료와 함께 침구 치료, 안마, 지압, 재활 치료를 통해 후유증을 줄일 수 있다.

뇌졸중에 좋은 한약재로는 중풍을 막는 약초라는 뜻인 방풍防風을 꾸준히 복용하면 좋다. 방풍의 뿌리는 맛이 달고 성질이 따뜻해서 중풍 예방은 물론 다발성 신경통, 어지럼증, 두통, 관절통, 감기 등에 효험이 있고 위장을 튼튼하게 하며 신진대사를 돕는다. 또 소의 담낭에 병적으로 생긴 결석을 우황牛黃이라고 하는데 뇌졸중에 효과가 있다.

뇌졸중은 무서운 병인만큼 예방이 무척 중요하다. 비만은 뇌졸중의 원인이 되는 고혈압, 심장병, 당뇨병을 불러오므로 기름진 음식과 과식을 피해 체중 관리에 신경 써야 한다. 또한 혈관을 튼튼하게 하고 혈액 순환을 돕는 수영, 자전거 타기, 걷기 등 적절한 운동과 금연에 힘써야 한다. 평소 편강탕을 꾸준히 복용해 혈관의 탄력을 되찾아 주고 면역력을 증강시키면 중풍의 예방과 회복에 도움이 된다. 무엇보다 경쟁 사회에서 받게 되는 업무상 과로와 스트레스를 현명하게 다스리고 범사에 감사하는 자세로 마음수련을 게을리하지 않아야 한다.

혈관 속 교통 체증 심혈관 질환

 심장은 자기 주먹보다 약간 크고 근육, 혈관, 판막, 심장 전기 신호를 담당하는 전도계로 구성된 장기다. 심장은 산소와 영양분을 실은 혈액을 온몸으로 순환시키는 펌프 역할을 하는데, 혈관이 펌프에서 뿜어져 나오는 피를 몸속 구석구석으로 나르는 도로 역할을 한다.

 우리 몸에는 거미줄처럼 발달한 혈관 도로망이 촘촘하게 얽혀 있다. 그 총길이는 지구를 거의 두 바퀴나 돌 정도로 길다. 심장이 펌프 기능을 하기 위해서는 산소와 영양분이 지속적으로 필요한데, 심장 자체에 혈액을 공급하는 혈관이 관상 동맥이다. 이처럼 중요한 관상 동맥의 이상으로 발생하는 질환이 협심증과 심근 경색증이다.

 협심증은 동맥 경화에 의해 관상 동맥의 내경이 점점 좁아지면서 심장이 조여 오는 질환이다. 자동차가 빠른 속도를 내려면 엔진이 빨리 회전해야 하듯 심장도 언덕이나 계단을 오를 때, 운동이나 노동을 할 때는 휴식을 취할 때보다 3~5배의 혈액 순환이 필요하다. 관상 동맥이 좁아지면 휴식을 취할 때는 별다른 증상이 없다가도 빨리 걷거나 뛸 때, 계단 또는 언덕을 오를 때에는 필요한 만큼의 혈액이 흐를 수 없어 가슴 통증과 호흡 곤란 등의 증상이 생기고 심장 기능도 떨어지게 된다.

 협심증이 혈관이 75% 이상 좁아져 심장 내 혈액 순환 장애가 발생하여 가슴 통증 등의 증상을 유발하는 것이라면, 심근 경색증은 30~40% 정도 좁아진 혈관에 침착되어 있던 기름 찌꺼기가 터지면서 혈관 벽 내부의 성분과 혈액이 만나 갑자기 혈전血栓, 피떡이 발생하여 나타난다. 혈전 때문에 혈액순환이 막혀 지속적인 가슴통증이 발생하여 심장 근육이 죽는 질환이다. 김일성에 이어 김정일도 급성 심근 경색과 심장쇼크 합병으로 갑작스럽게 사망했는데, 고령에 흡연, 당뇨,

고혈압, 비만, 스트레스, 운동 부족, 가족력 등 심근 경색의 위험인자는 다 가지고 있었기에 생명까지 앗아가는 치명타를 날린 것이다.

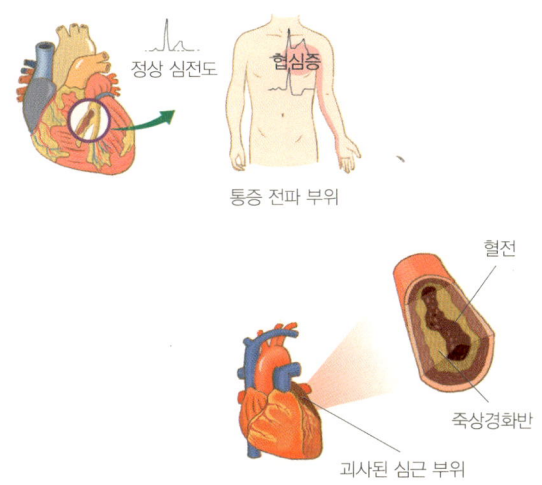

| 좌. 협심증 우. 심근 경색증 |

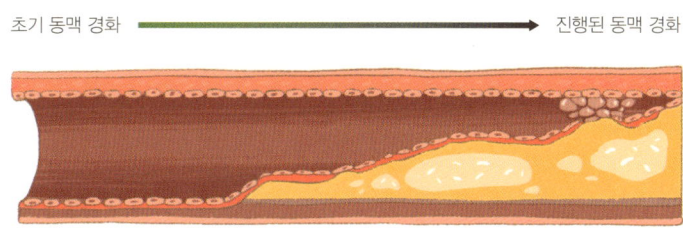

| 동맥 경화 진행 과정 |

이밖에도 고혈압, 심부전증, 부정맥, 심근증, 심내막염, 뇌졸중, 말초 혈관 질환 등도 모두 심혈관 질환에 포함된다. 질환 명칭은 다르지만 그 치료 원리는 동일하다.

바로 심폐 기능을 강화하는 것이다. 혈관은 힘이 센 피가 나오면 늘어나고 약한 피가 나오면 줄어들어야 정상이다. 그런데 고혈압이나 저혈압으로 혈관의 이완과 수축이 제대로 되지 않고 둔해진 상태에서 방치하면 동맥 내막에 평활근이 증식하고 지방질이 쌓이면서 석회화되어 동맥벽이 두터워지는 동맥 경화가 심화된다. 그리고 동맥벽이 점차 딱딱해지면서 동맥 내부가 폐쇄되거나 파열되어 혈관이 막히면서 감각 이상이나 마비 증세가 오는 것이다.

이때 인위적으로 혈관을 확장시키는 혈압약을 먹는 것은 순간의 증상 완화 외에는 별다른 도움이 되지 못한다. 혈관의 탄력을 되찾아 주어 스스로 신축하도록 돕는 것이 중요한데, 그러려면 심장을 강화시켜야 한다. 심장은 폐와 부부 장부이므로 청폐淸肺한약으로 폐 기능을 활성화하면 심장이 좋아진다. 심장이 좋아지면 혈관이 탄력을 되찾아 동맥 경화가 치료되고 기혈 순환이 원활해져 혈압이 안정되면서 자연스럽게 고혈압은 내려가고 저혈압은 올라가게 된다. 혈관이 탄력을 되찾아 전신의 피돌기가 원활해지면서 뇌나 심장, 신장의 부담이 경감되어 심혈관 질환이 치료되는 것이다.

최근 스트레스를 음주나 흡연, 폭식 등 나쁜 습관으로 푸는 현대인들이 늘면서 비만과 동맥 경화, 고혈압 등이 급증하여 중증 심혈관 질환으로 발전하는 경우가 늘고 있다. 스트레스를 받더라도 규칙적이고 건강한 생활 습관으로 평상심을 유지하는 자제력이 필요하다. 콜레스테롤이 높은 동물성 지방은 피하고 콩기름이나 참기름 등 식물성 기름으로 자연식에 가깝게 싱겁게 조리해 먹으면서 담배와 술을 끊고 과일과 채소, 운동을 가까이 하는 절도節度 있는 생활을 하면 심혈관 질환뿐 아니라 각종 성인병도 예방할 수 있다.

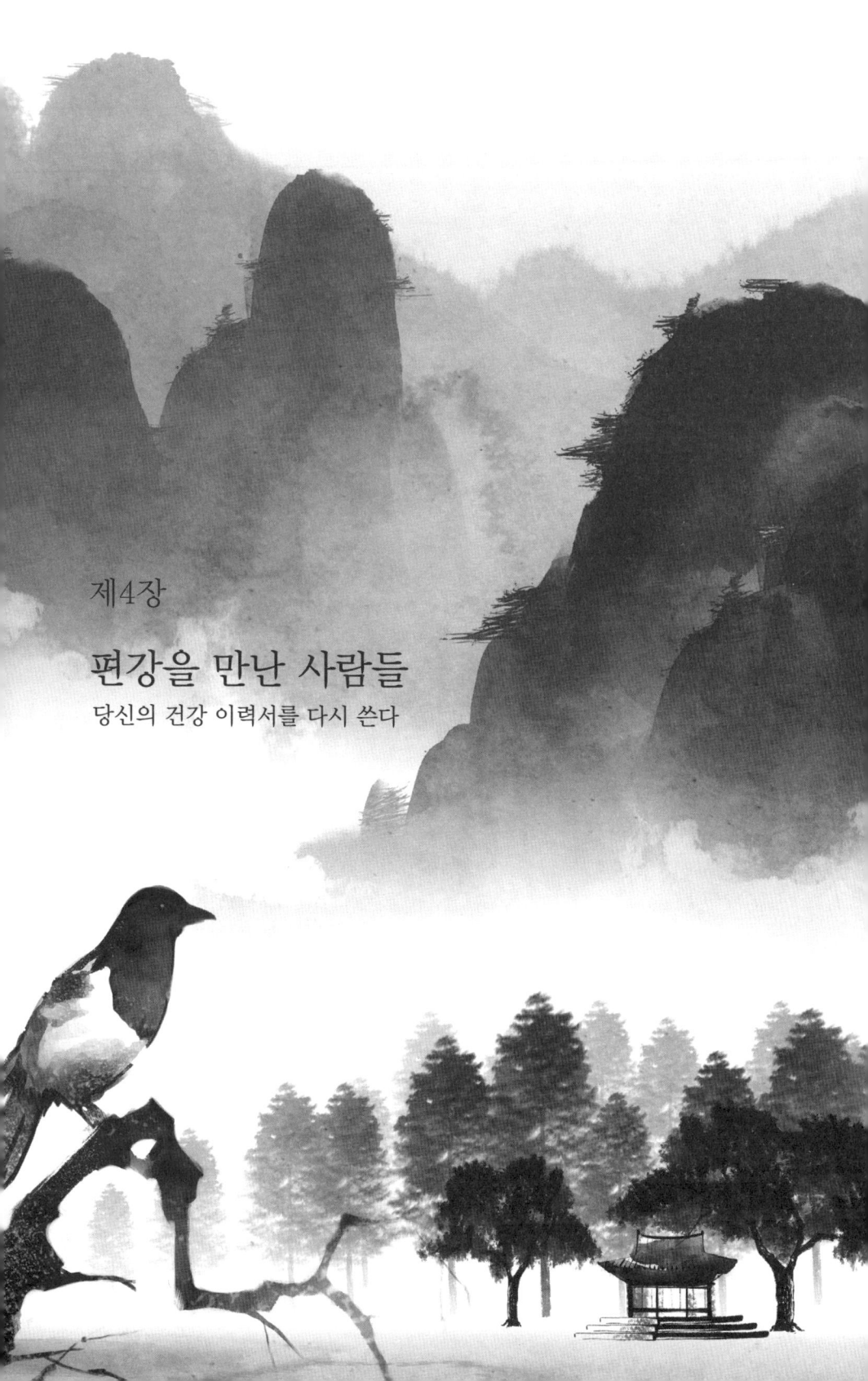

제4장

편강을 만난 사람들
당신의 건강 이력서를 다시 쓴다

편강탕과 더불어 걸어온 40여 년 외길에는 무수한 치료 사례가 쌓여 있다. 트위터와 블로그, 전화, 편지, 카페, 홈페이지에 올라오는 치료 사례들을 읽다 보면 나도 모르게 콧등이 시큰해질 때가 한두 번이 아니다. 칭찬도 많이 들었다. 한의서의 가르침을 새롭게 해석하여 편강탕을 개발한 것 이외에는 한의사로서 그저 맡은 바 소임을 다하고 있을 뿐인데도 많은 분들이 보내 주시는 과분한 칭찬에는 그저 부끄러울 따름이다.

치료 사례는 가급적 본인이 직접 쓴 글을 바탕으로 했지만 이런저런 사정으로 본인의 글이 없을 경우는 필자의 기억을 더듬어서 소개했다. 또 본명을 실으면 좋겠지만, 병에 관한 이야기라 이름을 밝히기를 싫어하는 분의 경우는 불가피하게 가명을 사용하였다. 여기 실린 사례 외에도 외국 대사의 부인, 다 아는 재벌가의 가족, 정재계 유명 인사, 연예인이나 스포츠 스타 등이 다수 있으나 그 분들의 개인 사정을 고려하여 모두 싣지 못했음을 밝혀 둔다.

계룡산에서 날아온 편지

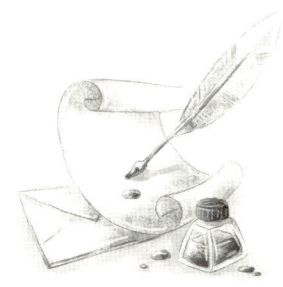

행복한 인생을 다시 찾았다

사람들에게 가장 중요한 것이 의식주라 말하겠지만 생활해 가는데 근본적인 것은 건강이라고 생각한다. 건강에 문제가 있다면 그 다른 무엇이 필요하겠는가?

나는 십여 년 전부터 환절기만 되면, 아니 계절 따라 일기 변화가 오는 날이면 감기와 같은 미열이 나면서 맑은 콧물이 줄줄 흐른다. 눈도 충혈되며 어지럽고 머리가 아프다.

어느 날 시 의회 의장이었던 조종국 회장과 저녁을 함께 하게 되었다. 그런데 그 자리에서도 콧물이 계속 나오면서 기침을 했다. 그 광경을 본 조종국 회장이

"어허 편강한의원에 가야 되겠어요. 한약 2개월만 먹으면 깨끗하게 완쾌되겠습니다."

하는 것이 아닌가. 나는 너무 놀라 자세히 물어보니 본인도 나와 똑같은 증세였는데 편강한의원 한약을 복용한 후 완쾌되었다는 이야기였다. 조 회장은 수첩을 꺼내면서

지금 당장 전화해 드릴 수 있다고 했다. 자세히 안내를 받아 전화를 하고, 그 이튿날 고속버스를 타고 서초동 편강한의원에 도착했다.

한약이라 좀 쓰고 이상할 것으로 생각했는데 냉수 먹는 기분이었다. 한약을 먹기 시작한지 1개월이 되니까 몸에 증세가 없어지기 시작하는 것을 느꼈다. 2개월이 되니까 완쾌된 듯 몸이 가벼웠다. 콧물도 기침도 없어졌다. 근본적인 효과를 보기 위해 3개월째 먹는데, 의외로 발에 무좀까지 없어졌으며 몸에 가려움증도 없어졌다.

인생을 다시 얻은 듯 그림도 밝아지고 힘이 넘쳐 보여 즐겁다.

그림을 그리듯 시원스런 필치로 적힌 신현국 화백의 편지. 자고 나면 다른 모습을 보여 주고 그려도, 그려도 형상이 달라지는 계룡산에 매료되어 그곳에 둥지를 틀고 40여 년 자연의 모습을 캔버스에 담아 왔다는 신현국 화백의 얼굴이 편지 속에서 산바람처럼 웃고 있었다.

분야는 다르지만, 필자처럼 40여 년 동안 한 길만 걸어온 그 충직함에 박수를 보낸다. 앞으로도 건강한 몸에 편안한 마음이 깃들어 계룡산의 오묘한 매력을 쉼 없이 화폭에 담아가리라 믿는다.

찰스랭글과 데이비드 라샤펠

미국의 경제 수도 뉴욕에서 21선을 한 민주당 찰스랭글(81세) 하원 의원이 2011년 4월 28일 방한했다. 한국에 온 1차적 목적은 한미 자유무역협정FTA 비준과 관련된 협의와 6.25 참전 용사로서 국가보훈처로부터 향군대휘장을 받기 위한 것이었다. 그리고 2차 목적은 필자와의 만남에서 밝혔듯 미국 교포 사회에서도 명성을 떨치고 있는 편강환(탕)을 먹기 위해서였다.

그의 고민거리는 잔뜩 부어오른 왼쪽 발이었다. 한국 전쟁 때 입은 부상으로 아직도 왼쪽 무릎에 수술 자국이 남아 있는 그는 바짓단을 걷어올려 두 다리를 직접 보여 주었다. 육안으로도 왼쪽 다리는 정상인 오른쪽 다리에 비해 크게 부풀어 있었다. "이 때문에 혈류가 잘 통하지 않아 의회 계단을 오르내릴 때 숨이 차는 등 큰 불편을 겪는다"고 랭글 의원은 말했다.

작고한 세계적인 팝아티스트 앤디 워홀의 제자인 데이비드 라샤펠도 한국 특별전을 위해 방한했다가 편강한의원을 찾았다. 직원들은 옷에 사인을 받기도 하고 휴대폰으로 사진을 찍기도 하면서 뉴욕 팝아트계의 대스타를 반겼다. 그는 'lung fire'라며 자신의 증상을 재미나게 소개했다. '폐에 불이 났다'는 의미이니 폐에 쌓인 열을 꺼주고 물을 대주는 윤폐潤肺 한약 편강환을 한 달 분 처방하였다.

자유 여신상과 한방의 미래

비행기로 약 14시간 떨어진 미국 뉴욕에서도 이처럼 여러 분야의 유명 인사들이 편강탕(환)의 위력을 듣고 한의원에 내원할 정도니 국내에서는 하루가 어떻게 지나갔는지 모를 정도로 분주한 나날을 보내고 있다.

이미 비염 5만, 아토피 4만, 천식 3만 3000여 명의 완치자를 탄생시켰고, 15만 명이 넘는 환자들이 다녀가 80% 이상 근치되는 놀라운 성과가 입소문을 타면서 현 정부에서만 3명의 장관이 필자에게 치료를 받았다. 참여 정부 때도 2명의 장관을 치료한 경험이 있는데, 하나같이 호전되어 많은 지인들을 소개하기도 했다. 요즘은 유명 스포츠 스타, 가수, 탤런트들도 자주 온다.

한의원 인근 식당가에 밥을 먹으러 가면 서비스로 이것저것 많이 준다. 진료를 받기 위해 오며가며 식사하는 환자들이 매출에 도움도 주고, 식사를 하면서 편강한의원에 대한 칭찬을 듣다 보니 나를 보면 진료 예약부터 하려는 주인도 있다.

찰스랭글 의원과 데이비드 라샤펠이 보여준 편강탕에 대한 관심이 국내는 물론 세계 31개국의 교포들과 외국인들에게도 확산되고 있어 편강의 미래는 어느 때보다도 밝다.

필자는 '뉴욕 코리안 페스티벌'에 초청을 받아 자신 있게 '아토피, 비염, 천식이 완치율이 매우 높은 병'임을 강조하였다. 그것이 가능했던 것은 경험으로 체득한 완치에 대한 확신이 있었기 때문이다. 이 얘기를 듣고 보건복지부 관계자는 '예수가 베들레헴에 태어나서 예루살렘으로 가 종교를 선포한 것이나 다름없다'고 비유하기도 했다. 복지부 차관을 지내셨던 분은 '비염은 세계적으로 못 고치는 병인데 나을 수도 있다' 정도로 표현 수위를 낮추는 게 어떠냐는 걱정 어린 문자를 보내기도 했다. 그러나 나는 그런 위험을 안고 10만 군중 앞에서 아토피, 비염, 천식이 매우 잘 치료된다는 진실을 얘기함으로써 그동안 가슴에 맺힌 응어리를 풀어낸 것이다.

마침 뉴저지의 뉴오버팩 공원은 미국의 독립을 기념하고 자유와 압제로부터의 해방을 상징하는 자유 여신상과 근거리에 있었다. 아토피, 비염, 천식이 난치병이라는 미명의 어둠을 걷고, 치유에 대한 희망의 횃불을 밝히기 위해 그보다 더 좋은 장소는 없었던 것이다.

국내 한의사 수가 8000명에서 2만 명으로 증가한 반면 한의업계의 시장 규모는 비아그라와 홍삼제품의 대중화로 보약시장이 급감하면서 매출이 눈에 띄게 줄고 있다고 한다. 경영난으로 문을 닫거나 파산 위기에 몰려 일반회생을 신청한 한의사들도 늘고 있다. 덕분에 상위 1%도 들어가기 어려웠던 전국 한의대 입학 평균이 상위 2%대로 내려가고 있다.

그렇다고 '한방의 호시절은 갔다'고 비관하기엔 이르다. 미국과 중국에서는 침술에 대한 연구가 활발해 관련 논문이 쏟아지고 있다. 영국의 찰스 황태자나 미국 오바마 대통령은 침술과 한약의 우수성에 주목하기도 했다. 〈동의보감〉이

유네스코에 등재되고 잘나가는 한의원들은 해외에 지점을 신설하는 등 입지를 굳혀 가고 있다.

현대인에 맞게 자신만의 독자적인 처방을 개발하고 과학적 검증을 거쳐 마케팅에도 전략적인 투자를 아끼지 않는다면 가능성이 무궁무진한 것이 한방이다. 한의사들이 뛰어난 자질을 고전을 답습하는데 소진하지 말고 우리의 우수한 침술과 뜸술, 한약 요법을 발전적으로 계승해 열정과 소신을 가지고 오대양 육대주를 헤쳐 나갔으면 한다. 그런 한의사가 많아질수록 세계의 유수한 국가 수장과 경제 대통령들도 한방으로 치료받는 시기가 앞당겨질 것이다.

90대 할아버지의 고백

백일이 막 지난 갓난아기부터 90대 노인에 이르기까지 한의원을 찾는 환자들은 연령대가 다양하다. 아기들은 대부분이 아토피 때문에, 노인들은 흔히 중증 폐질환이나 천식, 폐렴과 같은 호흡기 질환으로 한의원에 내원하는 경우가 많다.

그 중에서도 특히 잊히지 않는 고령의 할아버지 한 분이 계시다. 진료실에 들어서자마자 대뜸 인사를 꾸벅 하시면서 의아해하는 필자에게 이렇게 말씀하셨다. "내가 50년간 천식을 앓았는데, 여기 한약 먹고 5개월 만에 나았어. 그런데 누가 내 한약을 훔쳐 먹고 있어." 이상하게도 한약이 한 달이 채 되기 전에 똑 떨어진다는 것이다. "착실히 아침, 점심, 저녁 하루에 3봉씩 먹는데 한 달이 안돼 약이 떨어진단 말야. 아무래도 아들이나 며느리, 손주들 중 누가 냉장고에서 몰래 꺼내 먹는 것 같아."라며 자못 진지하게 말씀하신다.

나는 웃음이 절로 나왔다. 얼마 전에도 한 유치원 선생님이 오셔서 남편이 몰래 아이 한약을 꺼내 먹다가 들켰다고 호소한 적이 있었기 때문이다. 서울 강남

아줌마들 사이에서도 편강탕이 '가족 건강 보조제'로 인기라는 말도 들었다. 실제로 한 달에 2~3달 분량을 주문하는 분들이 있는데, 이 경우 대부분 온 가족이 편강탕으로 원기를 충전하고 면역력을 높여 감기를 예방하는 보약 개념으로 드시는 분들이다.

90대 할아버지의 고백을 통해 나는 편강탕이 훔쳐 먹고 싶을 정도로 좋은 한약으로 인정받고 있다는 생각에 흐뭇했다. 어느새 15만 명에 이르는 환자들이 근치되는 모습을 지켜보았는데, 나는 지금도 편강탕을 먹고 괄목할 만한 효과를 얻는 분들을 보면 가슴이 뿌듯하다. 그리고 이왕 드시는 거 훔쳐 먹지 말고 떳떳하게 나눠 먹었으면 하는 바람을 가져 본다.

어머니 30년 비염 고친 유남규 감독

이제 편강한의원도 많이 알려졌다. 정부 고위 관료나 정치인, CEO, 인기 연예인과 스포츠 스타들도 입소문을 듣고 심심찮게 편강탕을 지으러 한의원을 찾아온다. 어떤 분은 예약하지 않고 그냥 와서 4시간 가까이 기다리기도 한다.

그중에서도 제2의 현정화로 불려온 '탁구 천재' 양하은 선수(22세, 세계 랭킹 12위)의 어머니 김인순 탁구 코치의 소개를 받아 찾아온 국가대표팀 유남규 감독은 편강탕으로 온 가족의 건강이 호전되는 효과를 보았다. 어머니는 석 달 만에 30년 동안 앓아온 비염이 뚝 떨어졌고, 유남규 감독과 부인, 딸 예린이도 1년에 한두 차례 호되게 앓던 감기가 온 듯 만 듯 지나간다며 신기해 했다.

특히, 유남규 감독은 편강탕과 오래전 먹었던 산삼을 비교하면서 먹을 때는 특이한 변화를 느끼지 못했는데, 감기에 걸리지 않고, 컨디션이 좋아지면서 몸이 전반적으로 가벼워지는 공통점을 느꼈다며 놀라워했다.

탁구 강자 중국 선수들은 오래 전부터 자라탕을 먹고, 우리나라 국가 대표 선수들은 홍삼을 먹는다. 그는 편강탕의 신비로운 효능이 널리 알려져 더 많은 국가 대표 선수들이 편강탕을 복용하고 체력을 길러 세계 경기에서 큰 성과를 올렸으면 좋겠다며 내 책 〈기적의 건강법〉에 추천사를 써 주기도 했다. 유남규 감독 못지않게 나 또한 올림픽과 세계 탁구 선수권 대회에서 더 많은 선수들이 금메달을 목에 걸기를 기대한다.

올림픽 금메달리스트 양하은

　　"양하은 선수, 강한 스매싱! 아! 성공입니다. 중국 선수, 결국 무릎을 꿇고 마는군요. 금메달입니다, 금메달! 우리의 양하은 선수 여자 탁구 단식 결승에서 중국 선수를 꺾고 당당히 올림픽 금메달을 따내는 순간입니다! 네, 자랑스럽습니다."

　　미리 가본 올림픽 여자 탁구 결승전 중계 장면이다. 대학 시절부터 군포시 탁구협회 소속 선수로 활동해 온 나는 그 인연으로 인해 지금도 탁구 꿈나무들을 키우는 데 관심이 많다. 그 중에서도 초등학생 때부터 발군의 실력을 선보이고 있는 양하은 선수에게 거는 기대가 크다. 양하은 선수는 세계 각종 오픈에서 21세 이하 U-21 주니어부 우승을 휩쓸더니, 2015년 세계선수권대회 혼합복식 우승으로 최근 발표된 세계 랭킹에서도 12위에 올랐다.

　　여섯 살 때부터 생활 체육 코치를 업으로 하던 어머니를 따라다니며 탁구를 배우기 시작해 30분씩 탁구를 치며 놀았는데 그게 너무 재미있어 계속 탁구를 치겠다고 졸랐다고 한다. 양하은 선수는 타고난 재능과 승부 근성을 가진 볼 감각이 뛰어난 노력형 선수로 유망주에서 한국 여자 탁구의 에이스로 급부상했다.

그러나 양하은 선수가 처음부터 타고난 체력과 170cm가 넘는 키를 가졌던 것은 아니다. 초등학교 3학년까지는 탁구대 밑에 머리가 들어갈 정도로 또래보다 키가 작았다. 또 알레르기성 비염과 걸핏하면 걸리는 감기 때문에 부모의 애를 무던히도 태웠다.

　양하은 선수에게서 무한한 가능성을 발견한 나는 편강탕을 무상으로 지원했다. 그리고 수시로 건강 상태를 점검해 체력이 완비되도록 보살폈는데, 그 결과는 놀라웠다. 다음은 하은이의 아버지가 필자에게 보내온 편지 내용에서 발췌한 것이다.

　잔병치레를 적잖이 했던 하은이가 선배 언니들과 맞붙어서도 체력적으로 결코 뒤지지 않고 대회마다 좋은 성적을 거둘 수 있었던 이유는 여러 가지가 있겠지만, 저는 서효석 원장님의 편강탕이 근원적으로 기여했다고 생각합니다. 하은이는 평소 알레르기성 비염으로 고생을 많이 하였는데 편강탕을 복용한 이후 완치되었으며, 심폐 기능도 많이 좋아졌습니다. 그 당시에 그렇게 무섭던 유행성 독감도 걸리지 않았으며, 지금은 감기도 거의 걸리지 않습니다. 체력이 좋아져 하루에 여러 게임을 치러도 전혀 문제가 되지 않습니다.

　그리고 무엇보다도 키가 많이 자랐습니다. 편강탕을 복용하는 동안 20cm 이상 키가 부쩍 컸습니다. 복용 전에는 일 년에 5~6차례 감기에 걸려 고생했는데, 이젠 그런 일 없이 체력도 좋아지고 키도 많이 커서 꾸준히 훈련에 정진하고 있으니 감사할 뿐입니다.

　편강탕은 질병의 예방과 치료뿐만 아니라 체력을 근본적으로 강화시켜주니 운동선수에게는 정말 필수 보약이라고 생각합니다.

아시안게임 바둑 주치의

필자는 탁구도 좋아하지만 바둑은 더 좋아한다. 전북 익산 남성고등학교 1학년 때 학교 선배에게 9점을 깔고 배웠는데, 단 한 점도 살지 못한 채 몰살당한 후 '두고 보자'는 오기가 생겨 바둑 독학에 들어갔다. 그렇다고 책만 판 것은 아니고, 실전 연마를 택했다. 상대방을 가리지 않고 누구하고든 한 판을 겨루는 '막무가내 실전'으로 짱짱한 아마 6단에 오른 것이다.

경희대 한의학과 재학 시절에는 호랑이 교수님과 '학점내기 바둑'을 두기도 했다. 커닝하다 들켜 낙제 위기에 처한 친구를 구하기 위해 "백을 쥐고 네 판 연속해서 이기면 학점을 주십사"고 제안했다. 교수님은 황당해 했다. 그때까지의 사제간 바둑 대결 전적이 2승 1패로 필자가 불리했던 터라 '4승 조건'은 누가 봐도 무모했다. 마침내 보름 뒤 수박 한 통을 사 들고 교수님 댁을 찾아가 치른 대국에서 기적과도 같은 4연승을 거두었고, 친구는 무사히 대학을 졸업할 수 있었다.

나는 별명이 많다. 서울 강남 대치동 한국기원에 다니며 쟁쟁한 명사들과 바둑을 두면서 얻은 별명이다. '천하의 서고수', '서삿갓', '공포의 서팔짱'…. '공포의 서팔짱'은 바둑을 둘 때 팔짱을 끼고 있다가 내리 꽂는 한 수 한 수가 예리하다고 해서 붙은 별명이다.

이런 인연으로 2010년 광저우 아시안게임에서 처음 정식 종목으로 채택된 바둑 국가 대표팀 주치의로 활동했다. 바둑 선수들은 한 가지에 집중해 계속 수 싸움을 하기 때문에 편두통이 있는 경우가 많고, 밀폐된 실내에서 장시간 앉아서 두기 때문에 운동이 부족하여 심폐 기능이 떨어지는 경우도 다반사다. 이들에게 편강탕을 후원하여 심폐 기능을 향상시키고, 승부에 대한 집착에서 오는 스트레스를 낮춰 심신의 안정을 되찾게 하자 자신의 기량을 마음껏 발휘하여 자연스럽게 좋은 성적이 나왔다.

남녀 단체전과 혼성 페어전에서 금메달 3개를 싹쓸이한 국가 대표팀은 그 공을 필자에게 돌렸다. 그리고 양재호 국가 대표팀 감독이 2010년 12월 8일 재단법인 한국기원을 대표하여 편강한의원에 감사패를 전달하기도 하였다.

필자의 바둑 사랑은 바둑 대회 후원으로 이어졌다. 병원 수익금의 사회 환원을 통해 바둑계의 발전에 기여하자는 생각에서다. 사이버오로 창사 10주년을 맞아 2011년 1~2월 세계 사이버 기원이 주최하고 편강한의원이 후원하는 '편강한의원배 인터넷 세계 바둑 오픈'이 열렸다. 천만 원의 상금을 걸고 한국과 중국, 일본 등 3국의 쟁쟁한 기사들이 격합했다. 두 달 간의 치열한 대국 끝에 '터프 99'라는 아이디의 김영삼 씨가 우승의 영광을 안았다.

바둑TV가 주최하고 편강한의원이 후원한 '제1회 편강한의원배 바둑TV 아마바둑 최강전'도 3월 14일부터 한 달 동안 진행되었다. 국내 최강의 아마추어 시니어, 주니어, 여류 선수들이 함께 팀을 이뤄 개인전, 페어 대국, 릴레이 대국 등으로 승부를 겨뤘다. 청폐, 한방, 원기, 건강, 장수, 무강, 동의, 보감팀으로 나뉘어 8강 토너먼트 3판 2선승제로 치러진 대국에서 500만 원의 상금이 걸린 우승은 조민수, 홍석의, 김희수고양시 바둑협회의 장수팀이 거머쥐었다. 편강한의원배 아마바둑 최강전은 드라마 '올인'의 실제 주인공으로 유명한 차민수 세종대학교 교수와 임동균 서울시 바둑협회 부회장의 해설로 바둑TV를 통해 전국에 방송되었다.

어느덧 7회를 맞은 2018년 편강한의원배 세계 바둑 오픈은 기전 규모를 1억여 원으로 증액했다. 편강배를 통해 배출된 기사는 그 이후 승승장구 바둑계를 평정함으로써 특히 중국에서는 행운의 기전으로 알려지고 있다. 3회 대회의 우승자는 현재 세계 랭킹 1위인 커제 9단이다. 그는 당시까지만 해도 무명의 기사였는데, 편강배에서 우승한 뒤 일취월장해 지금의 자리에 선 것이다. 4회 대회 우승자인 판팅위는 이후 농심배에서 7연승을 거두는 파죽지세를 보여주었고, 5회 대회 우승자인 퉁멍청도 편강배 우승 뒤 삼성화재배 4강에 이어 중국 국가대표에 선발되어 편강배에서 우승하면 행운이 따른다는 소문이 중국 바둑계에 퍼지게 된 것이다. 참고로 금년도 한국 기단의 최대 수확 중 하나는 신민준 군의 농심배 6연승이었다. 신민준 군도 편강탕을 열심히 복용하고 있어 편강의 행운은 계속되고 있다.

한국의 역대 최고 기사로 평가받는 이창호李昌鎬 9단은 "노력을 이기는 재능은 없고, 노력을 외면하는 결과도 없다"는 명언을 남겼다. 지금도 삶의 현장에서 각자의 무거운 바둑돌을 내려놓는 수많은 미생未生들이 완생完生이 될 수 있도록 편강한의원은 삶의 축소판인 바둑계 후원을 통해 의술로 얻은 소득을 사회에 환원하고 그들의 꿈을 응원한다.

아토피 명현 이기고 희망을 낚다

환자들이 가장 심한 스트레스를 느끼는 질환은 뭐니 뭐니 해도 아토피와 건선 같은 피부 질환일 것이다. 특히, 얼굴과 온몸에 진물과 각질이 가득해 가렵고 쓰라린 것은 물론이고 외모에 드러나는 상태가 심각해 대인 기피증과 우울증까지 불러와 심한 경우 자살 충동을 느끼기도 한다.

질환을 앓고 있는 당사자는 말할 것도 없고, 극심한 피부 질환에 시달리는 아이들 대신 아파 주지도 못하고 뚜렷한 치료 방법도 찾지 못한 채 바라봐야만 하는 부모의 가슴은 시퍼렇게 멍이 든다.

정광진 씨가 그랬다. 작년 11월 고등학교 1학년 아들의 몸을 목욕탕에서 보고 참을 수 없는 눈물과 죄책감으로 애꿎은 집사람과 한바탕 일전을 치렀다고 한다.

아토피를 6년간 앓고 힘들어 하던 아들은 몸 전체에 시커먼 딱지가 생기고 아침마다 쏟아져 나오는 각질 때문에 잘하던 공부도 점점 성적이 떨어져 엉망이 되어 갔다고 한다. 이런 아들을 보고 특단의 대책을 세워야겠다고 생각한 광진 씨는 어릴 때 약간의 아토피가 있었던 아들이 필리핀 어학연수를 4주 다녀오고 나서 씻은 듯이 나은 것을 기억해 냈다. 그래서 동남아로 이민 갈 생각으로 관련 회사를 찾아가 문의하기도 했다고 한다.

"한마디로 괴물이었습니다. 아들이 언젠가부터 저에게 몸을 보여주지 않더군요. 자기를 괴물 보듯 한다고…."

광진 씨의 하소연은 안타까웠다. 필자는 그의 아들에게 땀 흘릴 정도의 운동이나 발한을 유도하는 숯가마를 권하면서 명현현상이 와도 두려워하지 말고 나아가는 과정으로 여기며 꾸준히 치료에 임하라고 당부하며 폐열을 꺼주는 청폐淸肺한약 편강탕을 처방하였다.

역시나 광진 씨 아들은 한약 복용 2개월 차에 접어들자 극심한 명현현상이 왔다. 다행히 치료에 대한 신념이 투철해 아들이 잘 참아 주었고, 온 식구가 매주 참숯가마를 함께 가 꾸준히 땀을 흘렸다.

"일반 찜질방과 참숯가마는 하늘과 땅 차이였습니다. 다른 분들도 꼭 참숯가마를 가서 4회 이상 땀을 푹 빼라고 권하고 싶습니다. 피부가 좋아짐은 물론 한 이틀간은 콧노래가 나옵니다."

광진 씨는 스스로 가장 좋은 발한 요법을 찾아내 권할 정도로 지혜롭고 바지런하게 치료에 임했다. 그리고 7개월째. '이제는 아들이 그 심한 아토피안 시절을 잊고 거만해 할 정도로 좋아졌다'며 홈페이지에 치료 후기를 올리기도 했다. 까만 딱지는 어느새 떨어지고 그 자리에 새살이 돋으면서 말끔해졌고, 무엇보다 감기도 안 걸리고 키가 크면서 살도 붙었다며 자랑스러워했다.

다른 고3 부모에게도 용기 잃지 말고 꾸준히 치료에 임하면 나을 수 있다고 격려할 정도로 여유가 생긴 광진 씨는 필자에게도 거듭 감사의 인사를 전했다. 이런 환자를 볼 때마다 한의사로서 사명감과 뿌듯함이 밀려온다.

외국인에게 더 효과 큰 한약

폐기종을 앓고 있던 외국인이 편강한의원을 찾아왔다. 40대 흑인이었는데 증세가 심해서 호흡 곤란으로 밤에 거의 잠을 못 이루는 상태였다.

부인은 한국 사람이었는데, 편강탕을 복용한 다음날 부인으로부터 걸려온 전화를 받고 필자는 깜짝 놀랐다. 그렇게 잠을 이루지 못하던 사람이 지난밤 오랜만에 처음으로 편하게 잠을 잤다는 것이다. 약을 먹은 지 하루 만에 반응이 나타나는 것은 드문 일이다. 곰곰이 생각해 보니 다른 이유는 없을 것 같았다. 있다면 한 가지 외국인이다 보니 어려서부터 한약을 복용한 경험이 전혀 없다는 것이다. 하얀 종잇장 위에 물감이 한 방울 떨어진 것처럼 한약이 그의 몸에 빠르게 흡수되어 효과를 나타냈다고 본다.

윌리엄 베이커 씨에게서 나타난 또 하나의 특이한 반응은 명현현상이다. 대부분의 명현현상은 현재 앓고 있는 병의 증세가 일시적으로 심해지는 것이 상례인데 이분의 경우 편강탕을 복용하자 마치 온몸이 매를 두들겨 맞은 것처럼 쑤시고 아프다는 것이었다. 한동안 그런 현상이 나타나다 드디어 그 증세가 사라지면서 병이 낫기 시작한 것이다.

나는 윌리엄 베이커 씨의 경우를 보면서 어쩌면 한약 복용 경험이 전혀 없는 외국인들에게 편강탕의 효과가 더 빨리 강하게 나타난 것이라고 생각했다. 그리고 얼마 뒤 이를 증명하는 또 하나의 흥미로운 사례를 만나게 되었다.

시리아 출신으로 두바이에서 대규모 카펫 사업을 하는 60대 후반의 잘랄셀로 씨는 11명의 아들을 둔 유복한 가정의 가장이었다. 그런 그에겐 한 가지 고민거리가 있었다. 자신을 비롯해 아들들이 모두 고질적인 비염을 앓았기 때문이다.

장남의 증세는 특히 위중했다. 만성 가려움증과 콧물이 그치지 않아 숨을 쉬기조차 버거운 지경이었다. 어느 날 장남의 한국인 부인이 인터넷을 통해 편강한의원의 명성을 듣고 한국으로 전화를 걸어왔다. 시아버지와 함께 고국에 찾아온 그녀는 온 가족이 복용할 편강환 12인분을 지어갔다. 특히, 장남의 아들은 고환이 썩는 괴질을 앓고 있었는데 전 세계 유명 병원을 다녀도 병명이 안 나와 치료를 포기할 수밖에 없는 상황이었다. 그런데 11형제가 편강환으로 비염이 낫는 것을 보고 아들도 복용을 시작했다. 신기하게도 썩어 가던 고환이 깨끗이 나아 비뇨기과에 가 보니 '정충精蟲, 정자이 활발하다'며 의사가 놀라워했다 한다. 처음엔 복용을 꺼렸던 어머니도 이 모습을 지켜본 후 본인은 관절염인데도 적극적으로 편강환을 복용하기 시작했다.

그 뒤로 잘랄셀로 씨 가족의 얼굴에 웃음꽃이 활짝 핀 것 같다. 요즘도 가끔 잘랄셀로 씨의 한국인 며느리로부터 고마움을 전하는 반가운 전화가 걸려 온다.

중증 폐 질환 이긴 사람들

서울 강동구 명일동에 사는 이상화 씨(54세)는 20여 년 동안 기관지 확장증을 앓았다. 한방병원부터 양방병원에 이르기까지 수없이 찾아다니며 많은 약을 먹어 보았지만 가슴답답증과 자다가도 계속되는 기침 때문에 괴로움이 극에 달했다. 편강한의원에 내원해서도 치료에 대한 확신이 없어 보였다.

필자는 1년 6개월 정도 꾸준히 치료에 임해야 하며, 운동과 한약 요법을 병행할 수 있도록 독려했다. 상화 씨는 한약 복용을 시작한 후 보름이 지났을 때 지리산 피마골에 갔다가 그곳 강길웅 신부님도 편강탕을 드시고 정말 좋아졌다는 강론 중 말씀을 듣고 처음에 가졌던 불안이 없어졌다고 한다. 4개월째 한약을 복용하자 가슴이 시원하게 뚫리고, 기침도 많이 호전되어 생활하기가 훨씬 편안해졌다며 감사의 인사를 전했다.

42년 동안의 대학교수 생활을 마치고 퇴임한 김희영 씨도 절망적인 폐섬유화를 이겨내고 전신의 건강을 되찾은 경우다. 목쉼, 기침과 가래, 호흡 곤란 등으로 잠도 편히 잘 수 없었던 김희영 씨는 편강탕을 복용한 후 3~4개월이 지나자 기침과 가래가 조금씩 줄어들기 시작하였고, 목이 쉬는 증상도 점차 호전되었다. 무엇보다 숙면을 취할 수 있게 되어 머리가 맑아지고 피부도 깨끗해졌으며, 식사를 할 때도 물을 마시지 않고 음식을 넘길 수 있어 심신이 한결 편안해졌다며 기뻐하였다.

그녀는 "앞으로도 병고에 시달리는 환자들을 위해 연구에 정진하여 편강탕의 효력을 더욱 높이고 국민 건강 증진을 위하여 혼신을 다해 주길 바란다"는 학자다운 응원의 편지를 보내 주었다.

40년간 담배를 피웠고, 2년 전 만성 폐쇄성 폐질환 진단을 받은 이진성 씨(65세)도 한약을 꾸준히 복용하면서 금연과 등산을 실천해 6개월 만에 중증이었던 만성 폐쇄성 폐질환이 경미한 정도로 호전되었다는 검사 결과가 나왔다. 그리고 다시 1년 후 S병원 폐 기능 검사에서 폐활량 정상 판정을 받아 사실상 완치되었다. 필자보다도 오히려 주치의였던 양의사가 더욱 놀라워하며 "믿기지 않는다. 비법이 있느냐?"고 물었다고 한다.

편강의학의 원리가 현대 의학의 한계를 뛰어넘고 있다. 폐 기능 강화로 내 몸 최대의 임파선인 편도선을 활성화하여 그로부터 전신의 임파구들이 강화되는 원리로 치료한 것이 이처럼 영구적 병변으로 보는 중증 폐 질환을 완치시키는 놀라운 결과를 불러온 것이다.

한방에서 희망 얻은 양의사들

"확실히 여러 가지로 좋아서 한약 꾸준히 복용하고 있어요. 발뒤꿈치가 거칠거칠했는데 그게 많이 좋아졌고, 코랑 목이 쉬고 가래 끓고 불편했는데 그게 그전보다 더 나아진 것 같아요. 환절기마다 찾아오던 감기와 비염도 거의 안 걸리고 몸이 전반적으로 좋아지면서 두통도 호전됐습니다. 맘이 편하니까 한약을 꼭 챙겨서 밥처럼 먹게 돼요. 대통령 자문 위원인 동생한테도 추천했는데 어젯밤에 전화가 왔어요. 피부가 좋아진 것 같다고 계속 복용할 거라고 하더군요."

서울에서 정신과 의사로 활동하다가 은퇴 후 보령에 내려가 장애인과 저소득층을 위해 의술을 펼치고 있는 80세 여의사의 고백이다. 정말 팔순이란 나이가 무색할 정도로 청아한 목소리와 활력 넘치는 에너지를 가진 분이었다. 처음에는 만성적인 비염과 두통 때문에 면역력을 높이는 한약 처방을 받으러 왔던 그녀는 만성질환이 호전됨은 물론 피부까지 좋아졌다며 평생의 양식을 얻었다고 즐거워하였다.

기억에 남는 양의사가 또 하나 있다. 오래 전 군포에서 한의원을 하고 있을 때 한 여중생이 찾아왔다. 하루에 두루마리 화장지 한 통을 다 쓸 정도로 비염이 심각했다. 그때까지는 비염에 대한 전통적인 처방인 소청룡탕小靑龍湯을 써서 안 들으면 여택통기탕麗澤通氣湯을 써보는 정도였는데, 둘 다 써도 그다지 신통하게 낫지 않았다. 나는 생각을 바꿨다. "비염은 365일 코 감기를 달고 사는 것인데 감기를 예방할 수 있는 처방이라면 비염에도 효과가 있지 않을까?"

고심 끝에 환자에게 편강탕을 처방했고, 그 여학생은 하루에 휴지를 5장 이하만 쓸 정도로 빠른 속도로 좋아졌다. 딸이 놀랍게 호전된 모습을 지켜본 아버지도 실은 비염 환자였다. 치과 의사인 그는 유명 대학 병원, 용하다는 한의원까지 안 가본 데가 없었지만 낫지 않자 치료를 포기한 상태였다. 자기 나름대로 최선의 대안으로 생각한 게 주말이면 강원도 별장에 가고, 주중에는 일하고, 여유 있을 때마다 공기 맑은 곳을 찾아 나가는 것이었다고 한다.

아버지는 자신의 비염을 물려받은 딸에게 미안한 마음을 금할 길이 없었다. 그러던 차에 편강탕으로 딸의 비염이 빠른 속도로 좋아지니 신기해서 자신도 편강탕을 먹어 봤다고 한다. 그랬더니 기분이 좋고 마음이 편안해져서 부인에게 "당신도 같이 먹자"고 권했다는 것이다. 어느 날 아침 출근하니 그 치과 의사 부부가 즐거운 표정으로 기다리고 있었다.

이 일을 계기로 필자는 안심하고 비염 환자들에게 편강탕을 처방하게 되었다. 비염 완치자가 늘어나자 함께 앓고 있던 천식과 아토피까지 치료되었다는 환자 사례가 속속 보고되기 시작했다. 특히 한약을 복용한 환자들이 공통적으로 하는 말이 있었는데, 편강탕을 먹으니 마음이 편안해졌다는 것이다.

비염, 천식, 아토피가 동시에 호전되는 치료 사례를 통해 나는 세 질환의 원인을 폐 기능 약화로 보았고, 폐 기능을 강화시켜 편도가 튼튼해지면 이들 세 질환이 동시에 치료된다는 새로운 이론을 확립할 수 있었다. 감기뿐 아니라 비염, 천식, 아토피, 폐기종, 폐섬유화, 기관지 확장증 등 각종 폐 질환에 대한 치료 가능성을 알려준 수많은 환자들. 그들이 나에겐 참스승이다.

| 에필로그 |

진시황을 추모하며

영원히 살고자 했으나 불과 나이 50에 죽어 버린 사람. 그가 바로 진시황이다. 그가 그토록 염원한 불로초에 대한 환상은 그의 주치의들이 '수은'을 처방함으로써 역설적으로 그를 죽음으로 내몰았다. 수은을 소량 섭취하면 일시적으로 피부가 팽팽해지므로 진시황이 수은을 불로장생약으로 믿게 된 것이다. 그러나 수은에 중독되면 우울증, 의욕 상실 등 정신 장애와 더불어 환각, 기억 상실로 지능 활동이 둔해진다. 진시황은 코가 썩고 정신병이 생겨 폭정을 거듭하다 최측근 경호 무사들에게 살해됐다는 설과, 막내아들 호해胡亥를 데리고 순행하던 중 평원진산동성에서 병으로 객사했다는 설도 있다.

어찌 되었건 당시 강력한 전제 군주제를 구축해 최초의 중국 통일을 이루고 영생을 꿈꾸던 황제의 최후 치고는 단명하고 불우하기 짝이 없다. 멀리서 찾을 필요도 없다. 옛날 조선의 왕들은 전국에서 올라온 가장 신선하고 맛있는 음식, 산삼처럼 고가의 건강식품까지 먹었을 테지만 평균 수명 40대를 넘지 못했다.

영생은 과욕이지만 100세까지 총기 있고 건강하게 살고자 하는 욕망은 인간이라면 누구나 품고 있는 바람이다.

필자는 그 방법을 모색하는 과정에서 건강 100세에 이르는 길이 의외로 간단하다는 점을 깨닫게 되었다. 암에 걸린 사람도 폐렴으로 사망하는 경우가 많은데, 그만큼 사망 진단의 상당 부분을 차지하는 것이 숨을 못 쉬어서 죽는 호흡 곤란이다. 폐렴처럼 어느 날 갑자기 사망하는 돌연사는 심폐 기능을 강화하여 활성화된 편도선으로 면역력을 높여 만병의 근원인 감기를 막고 원기를 북돋아 기혈 순환을 원활하게 하면 얼마든지 예방할 수 있다.

돌연사와 더불어 암, 중풍, 심혈관 질환 등으로 남아 있는 생명시계의 시간을 다 채우지 못하고 중간에 명을 다하는 중간사를 막아야 장수할 수 있다. 이는 내 안의 면역력과 자가 치유 능력이 활성화되면 자연히 따라온다. 호흡과 기의 소통을 주관하는 으뜸장부 폐의 기능을 강화시키면 편도를 비롯한 면역 기관이 튼튼해져 건강한 임파구들이 배출되면서 면역 식별 능력이 높아지고 외부의 유해 세균 및 바이러스를 퇴치하여 중간사를 예방할 수 있다.

돌연사와 중간사를 막으면 노사老死가 남는다. 노사의 상한선을 90세로 잡는다면 목표한 100세에는 아직 10년의 세월이 부족하다. 이때 무병장수의 끝에서 기다리고 있는 세 마리의 저승사자가 있으니, 바로 폐기종, 폐섬유화, 기관지 확장증이다. 폐 세포를 마구 먹어 치우는 폐기종과 폐 세포를 딱딱한 섬유 조직으로 망가뜨리는 폐섬유화, 가래 때문에 숨을 제대로 못 쉬어 호흡 곤란으로 죽는 기관지 확장증을 치료하기 위해 가장 필요한 것이 폐 세포의 부활이다. 여기서 '부활'이란 단어를 쓴 이유는 폐는 일반적으로 간처럼 반 이상을 잘라도 다시 차올라 원상 복귀 되는 '재생' 장기로 보지 않기 때문이다. 그만큼 한번 망가지면 회복이 어렵다. 그러나 필자는 각종 호흡기 질환과 피부 질환자 15만 5천여 명을 치료하면서 폐포가 산소 교환을 못할 정도로 망가진 중증 폐 질환 환자들도 폐에 쌓인

에필로그 | 진시황을 추모하며

열을 꺼주고 물을 대주자 강력해진 편도선의 힘으로 전신의 임파구가 활성화되어 폐 세포가 부활하여 완치되거나 완치 직전에 다다른 환자들을 무수히 보았다.

심폐 기능 강화를 통한 폐 세포의 부활로 돌연사와 중간사, 노사를 막았다면 이제 100세 지도가 완성되었으니 한번 실천해 보자. 산 좋고 물 맑은 곳에 편강 100세 동棟을 설립하여 90세 이상의 노인 33명이 모두 100세 건강 지도를 따라가 보도록 하면 어떨까. 지방 자치 단체와 편강한의원이 협력하여 한약과 운동, 섭생, 생활 관리 등을 지원하여 이들이 모두 10년 세월의 강을 뛰어넘는다면, 전 인류가 100세 장수인으로 거듭날 수 있는 길도 자연히 열릴 것이다.

사람들이 난치병에서 해방되어 천수天壽를 누릴 그날을 위해 오늘도 나는 편강탕을 업그레이드하고 편강의학을 가다듬는다.

| 부록 |
한방 상식
이것이 궁금해요

Q. 감기 걸렸을 때 비타민 C를 먹으면 실제로 감기가 빨리 낫나요?

A. 비타민 C가 풍부한 모든 녹황색 채소나 과일류가 도움이 됩니다. 특히 감기에 자주 걸리는 사람들은 배, 감, 깻잎, 매실장아찌, 무, 귤, 오렌지, 파, 마늘, 생강, 미나리, 쑥갓 등을 평소에 많이 먹으면 좋습니다.

Q. 비염에 걸리면 학습 능률이 떨어진다고 하는데 사실인가요?

A. 한의원에 찾아온 분 중에 30년 동안 비염을 앓으신 분이 있는데 본인이 초등학교 때 비염을 치료했다면 서울대 갔을 거라고 농담 반, 진담 반 섞어 얘기를 하시더군요. 저는 고개를 끄덕였습니다. 실제로 비염에 걸리면 차분히 집중할 수 없어 학습에 치명적입니다. 기혈 순환이 원활하지 않아 전신의 산소 부족 현상이 뇌에까지 영향을 미쳐 기억력과 집중력이 떨어지고 성격이 산만해지며, 두통이 생길 수 있기 때문입니다.

Q. 편도선염에 걸렸을 때 입 냄새가 나는 경우도 있다는데 정말 그런가요?

A. 편도선은 우리 몸의 최대 임파선입니다. 임파선은 임파구가 샘물처럼 흘러나오는 곳이고, 이런 임파구는 우리 몸에 침입하는 병원균을 막아 줍니다. 편도선에 고장이 나면 입 안 곳곳에 문제가 발생해 입에서 냄새가 나게 됩니다. 이미 입에서 냄새가 날 정도라면 농膿이 생겼을 것이고 열도 높아서 위험 수위에 이르렀다는 표시입니다. 빨리 치료를 해 줘야 합니다.

Q. 천식 발작이 일어났을 때 어떻게 대처하면 좋은가요?

A. 먼저 환자의 기도가 열리도록 상체를 일으켜 세워 주는 것이 중요합니다. 환자가 신선한 공기를 마실 수 있도록 환기를 해 주고, 환자가 공포심을 느끼지 않고 숨을 길게 내쉴 수 있도록 도와주며 따뜻한 물을 마시게 합니다. 20분 이상 발작이 계속되면 구조를 요청해야 합니다.

Q. 축농증에는 코를 마사지하거나 헹구는 게 좋다고 들었는데 구체적인 방법을 알려주세요.

A. 축농증이나 알레르기가 있는 사람은 콧속을 깨끗이 하는 게 좋습니다. 코를 마사지 할 때는 강하게 108회 마찰시킨 후 중지와 약지 두 개의 손가락을 나란히 펴서 왼손은 왼쪽, 오른손은 오른쪽 콧망울을 옆 - 위 - 아래로 가볍게 문지릅니다. 그리고 콧속을 헹구는 방법은 아침저녁으로 세수할 때 묽은 소금물이나 식염수, 생수를 손바닥에 가득 담은 뒤 코밑에 바싹 가까이 대고 숨을 조금 세게 들이마시면 물이 콧속으로 들어갔다가 목으로 나옵니다. 이럴 때 삼키지는 말고 뱉는 방식으로 몇 차례 반복합니다. 무즙을 탈지면에 묻혀서 콧구멍에 넣어 두거나 무즙에 용뇌나 박하뇌를 조금 타서 코를 세척해도 좋습니다.

Q. 중이염이 전염되기도 하나요? 그리고 수영을 해도 괜찮은가요?

A. 중이염은 전염병이 아닙니다. 외출도 가능하고, 등산이나 비행기 탑승도 가능합니다. 그리고 고막이 터진 경우가 아니라면 수영도 할 수는 있지만, 되도록 귀에 물이 닿는 활동은 삼가는 것이 좋습니다. 중이염은 감기나 비염의 합병증으로 중이中耳 부분에 염증이 생겨 발생하는 경우가 많기 때문에 이미 인체의 면역력이 약해졌다는 신호입니다. 따라서 수영장의 찬물이나 물속에 섞여 있는 염소 성분이 귀를 자극해 증상이 더욱 악화되지 않도록 주의하고, 귀에 물이 들어갔다면 깨끗한 타월로 곧바로 닦아 주는 것이 좋습니다.

Q. 결막염에 걸렸을 때 안대를 하는 게 좋은가요?

A. 눈이 충혈됐다고 해서 안대를 사용하면 눈 속의 온도가 올라가 바이러스가 번식할 우려가 있고, 눈에서 나오는 분비물을 막을 수 있으므로 오히려 해롭습니다. 안대보다 선글라스를 쓰는 것이 낫습니다. 눈이 심하게 충혈됐을 때는 얼음찜질을 하면 효과가 있습니다.

Q. 보통 혈압약은 한번 먹기 시작하면 계속 먹어야 한다고 하던데 정말 그런가요?

A. 혈압약은 혈관을 인위적으로 확장 또는 수축시켜 단기적인 증상 완화를 노리기 때문에 평생 먹어야 한다고 생각하는 것입니다. 이는 근본 치료를 간과해서 발생한 편견입니다. 한약 요법과 운동 요법, 식이요법을 병행해 혈관의 탄력을 되찾으면 혈압약을 끊고도 얼마든지 정상 혈압을 유지할 수 있습니다.

Q. 보통 속이 쓰릴 때 우유를 먹는데 우유가 위염에 좋은가요?

A. 우유는 부드러워서 위염에 도움이 될 것 같은데 그렇지 않습니다. 우유는 단백질과 칼슘 성분이 많기 때문에 과하게 섭취하면 오히려 위산 분비를 증가시킬 수 있습니다. 우유는 위산에 대한 중화 능력이 약하므로 성인들은 지나친 섭취를 삼가는 것이 좋습니다.

Q. 유난히 여성에게 변비가 많이 생기는 건 왜 그런가요?

A. 변비는 실제로 남성보다 여성이 3~4배 정도 많습니다. 그 이유는 '프로게스테론'이라 불리는 황체호르몬 때문입니다. 이 황체호르몬은 대장의 연동 운동을 억제하는 기능을 갖고 있어 호르몬이 활발하게 분비되는 임신 기간이나 배란일로부터 월경을 하기 전까지의 기간에 여성들의 변비가 심해지는 것입니다.

Q. 여드름 치료에 도움이 되는 음식은 어떤 게 있나요?

A. 여드름 환자는 단 음식과 기름진 음식, 커피, 콜라는 피하는 것이 좋습니다. 여드름 환자들이 먹으면 좋은 음식은 야채입니다. 야채는 피를 맑게 해주고 비타민이 풍부해 여드름으로 인해 파괴된 피부 콜라겐 조직을 회복시켜 주기 때문입니다. 야채 중에서도 특히 양배추가 좋습니다. 비타민이 가득한 심과 잎과 함께 갈아서 주스로 마시면 주근깨, 여드름 등 피부 질환에 좋습니다. 양배추는 위장 질환에도 효과가 있습니다.

**Q. 아토피성 피부염 증상이 있는데 담배를 계속 피우고 있습니다.
흡연이 아토피에 치명적인가요?**

A. 아토피성 피부염은 몸속에 열이 많아 생긴 병입니다. 그런데 담배 연기를 마시는 것은 담배의 열기로 몸속의 진액을 태우는 것이나 다름없으니, 짚더미를 쓰고 불 속으로 뛰어드는 행위입니다. 한의학에서 피부를 주관하는 장기를 폐肺로 보는데, 폐에 쓰레기를 버리는 행위라 생각하시고 지금 당장 금연하십시오.

Q. 당뇨 환자들에게는 어떤 운동이 적합한가요?

A. 일반적으로 지구력을 요하는 운동인 걷기나 조깅, 자전거 타기가 좋습니다. 그 가운데 걷기가 가장 좋지요. 식후 1~3시간 뒤에 하루 40분~1시간 산책이나 빨리 걷기를 하면 적절합니다. 젊고 체력이 좋은 환자라면 저혈당만 주의한다면 바벨 들기 같은 근력 강화 운동도 할 수 있습니다.

Q. 계절에 관계없이 간 질환 환자가 먹으면 좋은 음식은 어떤 게 있나요?

A. 간염 환자가 매일 먹어도 좋은 음식은 조개류입니다. 특히 재첩이라고도 하는 가막조개와 모시조개, 다슬기는 모두 간 기능을 북돋워 줍니다. 오미자는 간 기능 강화에 뛰어난 약효를 가지고 있으므로 계절과 관계없이 1년 365일 차로 끓여 마시면 좋습니다.

Q. 면역력을 키우려면 마늘, 고추장 같은 매운 음식을 먹어야 한다는데 정말 매운 음식이 몸의 면역력을 높여 주나요?

A. 사스가 유행했을 때 우리나라 사람들이 걸리지 않는 것은 김치, 고추장을 많이 먹어서 그렇다는 얘기가 돈 적이 있습니다. 매운 음식을 먹어서라기 보다는 이미 마늘이나 고추장 자체가 면역력을 높여 주는 음식이기 때문입니다. 마늘은 면역력과 저항력을 키워 주는 탁월한 효능을 가지고 있고, 항암 작용이 뛰어난 식품으로 유명합니다. 또 고추장은 우리나라 전통 장류인데 장류는 발효 음식입니다. 발효 식품은 백혈구를 증식시키는 작용을 하기 때문에 면역력을 키우는 데 아주 좋습니다. 고추장뿐만 아니라 간장, 된장 모두 도움이 됩니다. 김치는 발효 식품인데다가 마늘도 듬뿍 들어 있으므로 면역력을 높이는 음식으로는 으뜸이라고 하겠습니다.

Q. 반신욕이 건강에 좋다고 들었는데 어떻게 하면 효과적인가요?

A. 체온보다 약간 높은 37~38℃의 물에 명치 아래쪽만 30분 정도 담그는 것이 좋습니다. 상체가 추우면 수건을 걸치는 것도 방법이지만, 너무 춥다면 20~30초 어깨까지 담가줍니다. 반신욕 중 몸에 비누칠을 해도 되지만, 머리는 감지 말고 따뜻한 물로 손끝에서 심장을 향해 천천히 샤워를 하고 마무리합니다. 반신욕을 마친 후에는 욕조에서처럼 상체는 얇게 입고 하체는 껴입고 양말을 신는 등 따뜻하게 합니다. 체온과 가까운 미온에서 즐기는 반신욕은 부교감 신경을 자극해 심신의 안정과 스트레스 해소에 효과적입니다. 피부 혈관이 확장되어 피가 피부로 몰리면서 혈액 순환, 진정 작용, 진통, 근육 이완 등에 도움을 주므로 머리가 복잡하고 스트레스에 시달리는 사람이나 불면증이 있는 사람에게 권합니다. 고혈압 환자가 주 1~2회 30분 정도로 장기간 미온욕을 하면 혈압을 안정시키는 치료 효과가 있습니다.

Q. 걸핏하면 편도선이 붓고 열이 나서 떼어버릴까 고민 중입니다.
편도선 수술, 하는 게 좋을까요?

A. 조물주가 사람을 만들 때 필요 없는 기관은 하나도 만들지 않았습니다. 특히 편도선은 구강 안쪽에 위치해 외부의 세균이나 바이러스가 몸 안으로 침투하는 것을 막아주는 수비대장 역할을 합니다. 편도선 덕분에 인간이 수많은 병원체의 공격을 받아도 끄떡없는 것이죠. 그런데 자주 붓고 열이 난다고 편도선을 떼어버리면 병원체로부터 무방비 상태에 놓이게 됩니다. 수술이나 항생제 투여 같은 일시적이고 인위적인 치료는 재발 위험도 높고 부작용도 만만치 않기 때문에 순리대로 풀어가는 것이 좋습니다. 면역력을 높여주는 청폐淸肺한약을 복용하면서 등산, 조깅, 빨리 걷기, 줄넘기, 에어로빅, 체조, 구기 운동 등 실천할 수 있는 유산소 운동을 선택하여 하루 30분씩 꾸준히 하면 근본적으로 체질이 개선되면서 수술 없이도 편도선이 튼튼해질 것입니다.

편강 100세 길을 찾다

초판 1쇄 발행 2012년 4월 30일
초판 2쇄 발행 2012년 7월 13일
개정증보판 1쇄 발행 2013년 10월 31일
개정증보판 7쇄 발행 2018년 5월 30일

지은이	서효석
펴낸이	윤창중
PD	이경미
DD	권선희

펴낸곳	도서출판 편강
주소	서울특별시 서초구 양재천로17길 7, 3층 (양재동)
전화	02 522 5223
팩스	02 522 5273

ISBN 978-89-963556-4-9 13510

- 책값은 표지 뒤쪽에 있습니다.
- 파본은 본사와 구입하신 서점에서 교환해 드립니다.
- 이 책은 저작권법에 의하여 보호를 받는 저작물이므로 무단 전재와 복제를 금합니다.